THÉRAPEUTIQUE APPLIQUÉE.

AUTRES OUVRAGES DU MÊME AUTEUR.

PENSÉES D'UN CROYANT CATHOLIQUE

OU

Considérations philosophiques, morales et religieuses sur le matérialisme moderne, l'âme des bêtes, la phrénologie, le suicide, le duel et le magnétisme animal.

Ouvrage destiné à la jeunesse lettrée, et surtout aux jeunes gens qui se livrent à l'étude de la médecine, du droit, et à ceux qui se consacrent à l'état ecclésiastique.

Deuxième Édition, notablement augmentée.

Un fort volume in-8°.

Chez Poussielgue-Rusand, rue Hautefeuille, 9, à Paris.

Pour paraître prochainement :

CONSIDÉRATIONS

PHYSIOLOGIQUES, PHILOSOPHIQUES ET THÉOLOGIQUES SUR DIVERS POINTS NOUVEAUX D'ÉTHIQUE,

OU

La Théologie morale éclairée par les sciences médicales.

Ouvrage destiné au clergé et aux grands séminaires.

PARIS, IMPRIMÉ PAR BÉTHUNE ET PLON.

THÉRAPEUTIQUE

APPLIQUÉE

OU

TRAITEMENTS SPÉCIAUX

DE LA PLUPART

DES MALADIES CHRONIQUES,

PAR P.-J.-C. DEBREYNE,

Docteur en médecine de la Faculté de Paris, et Professeur particulier de médecine pratique à la grande Trappe (Orne).

Experire.

PARIS.

CHEZ J.-B. BAILLIÈRE,

LIBRAIRE DE L'ACADÉMIE ROYALE DE MÉDECINE,

RUE DE L'ÉCOLE-DE-MÉDECINE, N° 17;

A LONDRES, CHEZ H. BAILLIÈRE, 219, REGENT STREET,

ET CHEZ L'AUTEUR.

1841.

THÉRAPEUTIQUE

APPLIQUÉE.

La Thérapeutique est le complément et la perfection de la médecine ; elle constitue essentiellement l'art de guérir. Supprimez la thérapeutique, et la médecine n'est plus qu'une science purement descriptive et iconographique, une branche sèche de l'histoire naturelle, un objet d'études du naturaliste, comme la zoologie et la minéralogie. Créez la thérapeutique, et soudain apparaît la médecine dans toute sa plénitude, grande et majestueuse comme la plus sublime et la plus utile de toutes les sciences humaines, si toutefois elle n'est pas un art divin. Celui qui a créé les médicaments en a révélé à l'homme les profonds secrets et l'admirable puissance, comme choses inaccessibles et inscrutables à la faiblesse de l'esprit humain. *Altissimus creavit de terra medicamenta, et vir prudens non abhorrebit illa... a Deo omnis medella* (Eccli.).

Mais il faut l'avouer, l'étude de cette belle, de cette noble partie de la médecine, à part quelques travaux isolés, a été complétement négligée en France depuis au moins une quarantaine d'années. Les pinellistes, les organiciens, les anatomo-pathologistes, les broussaisiens, les statisticiens, les numéristes, tous, par leurs vues ou leurs doctrines trop exclusives, se sont plus ou moins opposés aux véritables progrès de la thérapeutique.

Cependant, depuis que le système de l'irritation universelle ou le physiologisme matérialiste est tombé, une ère nouvelle a commencé, ou plutôt le vitalisme hippocratique a reparu dans toute sa primitive splendeur. Cet antique et brillant flambeau, semblable à l'astre vivifiant du jour, qu'une noire tempête avait momentanément obscurci, répand de nouveau sur le monde médical tout l'éclat de ses vives lumières (1). Déjà on remarque dans les esprits une tendance générale aux études et aux investigations thérapeutiques; on se lasse enfin d'ouvrir sans cesse des cadavres et de chercher les principes de la vie dans les entrailles de la mort (2). Le règne de l'anatomisme, c'est-à-dire

(1) Grâce particulièrement aux courageux et persévérants efforts d'un grave et profond journal de Paris.

(2) Il y a quelques jours un jeune docteur élevé dans les amphithéâtres nous tint à peu près ce langage : « A la vue de tous ces désordres affreux que

des nécropsies, des faits et des chiffres, a fait à peu près son temps; on veut aujourd'hui des méthodes de traitement, on veut même des formules et des remèdes : en un mot, on veut de la thérapeutique, parce que, enfin, on veut décidément guérir.

Un besoin de l'époque actuelle a donc ouvert la voie expérimentale. Cette nécessité, que nous-même nous avions déjà sentie il y a trente ans, frappe aujourd'hui tous les esprits, tant elle est pressante et impérieuse, parce qu'elle est amenée par la force des choses et la puissance dominatrice de la vérité.

Placé depuis long-temps dans une position médicale qui nous permet d'observer et d'étudier les maladies chroniques sur une vaste échelle, nous avons entrepris, dès le commencement de l'année 1817, une série d'expériences dans le double but d'instruire nos élèves et de constater l'efficacité ou l'inefficacité des agents ou des méthodes thérapeutiques généralement employées dans les maladies chroniques. Nous avons choisi ces sortes de maladies pour sujets de nos observations et de nos expériences, parce que les maladies chroniques

nous révèlent tous les jours les autopsies cadavériques, nous sommes découragés et détournés de presque tout essai thérapeutique... tout est vu en anatomie pathologique; le cercle est parcouru... il ne nous reste plus que les *liquides à autopsier.* » Courage donc, brave et intéressant jeune homme, à l'œuvre : le labeur sera grand, pénible, et peut-être un peu ennuyeux.

affluent chez nous journellement des villes et particulièrement des campagnes dans un rayon fort étendu (nous appelons ici maladies chroniques toutes celles qui permettent aux malades de se faire transporter pour recevoir les secours de la médecine). D'ailleurs l'étude de ces maladies inspire un intérêt particulier, parce que, ici du moins, la puissance de l'art se révèle plus pleinement, la mission et le ministère du médecin sont plus facilement et plus justement appréciés que dans le traitement des maladies aiguës. Cette remarque d'ailleurs n'est pas nouvelle. Nous voyons, dans le IIe siècle de notre ère, *Cœlius Aurelianus* s'exprimer ainsi en parlant des affections chroniques : « Les » maladies aiguës se guérissent assez souvent » d'elles-mêmes, soit par les seuls efforts de la » nature, soit même par un pur effet du hasard. » Les maladies chroniques, au contraire, ne gué» rissent ordinairement ni par le hasard, ni par le » bienfait de la nature; elles réclament formelle» ment l'intervention d'un médecin habile, et lui » préparent, s'il réussit, une part de gloire plus » grande et plus assurée. » (*Revue médicale.*)

Peut-on aussi bien apprécier la puissance de la médecine dans le traitement des maladies aiguës, comme par exemple dans celui des fièvres dites *typhoïdes*, quand on considère que ces sortes de fièvres sont aujourd'hui traitées par des méthodes si différentes entre elles, pour ne pas dire si opposées? Les uns en effet les combattent par les saignées, les autres par les toniques, d'autres par les purgatifs, etc., et tous également vous produisent un gros chiffre de guérisons. Si ces méthodes sont contraires, il s'ensuit que, si une d'elles est utile, la méthode opposée est nécessairement nuisible, tout égal d'ailleurs. Reste donc à savoir quel est le traitement véritablement utile; et c'est là précisément l'inconnue du problème, qui n'est pas encore trouvée.

Quelque malin détracteur de la médecine pourrait dire peut-être : Dans toutes ces guérisons que vous me vantez, la nature a triomphé des maladies et quelquefois peut-être aussi des remèdes; et, quant aux morts, les malades ont succombé à la maladie malgré tous vos remèdes, et peut-être quelquefois au *farrago* de vos remèdes; donc, dans tous les cas, l'art de guérir est, dans l'espèce (fièvres typhoïdes), au moins toujours inutile; je n'en ai que faire, et je m'en tiens uniquement à la médecine expectante, c'est-à-dire à la diète et à l'eau.

Cette conclusion finale de notre sévère Aristarque est médicalement illogique; car la médecine purement expectante est souvent insuffisante (1).

(1) Je sais qu'on a vu des épidémies, et moi-même je pourrais en citer, où certains malades, qui n'avaient eu en leur pouvoir que la diète et l'eau, ont néanmoins guéri; tandis que quelques autres, quoique régulièrement traités, n'en ont pas moins succombé. Cela prouve seulement que la médecine

Et en effet, dans un très-grand nombre de cas, il est nécessaire de réprimer ou d'exciter les systèmes sanguin et nerveux, quelquefois même de modifier l'appareil digestif et de provoquer de salutaires évacuations. Nous ne blâmons donc point les méthodes en elles-mêmes, mais seulement leur emploi trop exclusif. Nous nous servons de toutes, ou plutôt nous prenons le plus souvent quelque chose dans toutes, c'est-à-dire que nous nous attachons à combattre les accidents ou les symptômes prédominants, ou à remplir les indications culminantes par les moyens que nous croyons les plus appropriés, quels qu'ils soient d'ailleurs.

C'est ainsi que l'on peut, selon nous, expliquer le mot de Dance : *la médecine expectante bien interprétée*. L'opinion de ce médecin, comme on sait, était que les guérisons des fièvres typhoïdes sont dues le plus souvent aux seuls efforts de la nature; que les traitements par les émissions sanguines, les toniques ou les évacuants sont funestes ou n'ont que des succès passagers ou contestables, et que par conséquent on devait se renfermer dans une médecine expectante bien interprétée. Revenons à notre objet principal.

Ce que nous publions aujourd'hui est le résultat

expectante pure et simple est quelquefois une bonne méthode; c'est-à-dire que, dans quelques cas, ne rien faire en apparence, c'est réellement faire beaucoup. Et si ces malades ont été guéris sans l'intervention du médecin, ils ne l'ont pas été toutefois sans le secours de la médecine, qui prescrit, comme premier remède dans les maladies aiguës, la diète et les boissons aqueuses.

abrégé ou le résumé général de près de vingt-cinq ans d'expérimentations thérapeutiques faites sur les agents les plus puissants de la matière médicale (1).

Nous ne nous sommes pas proposé de dire ce que les autres ont déjà dit ou fait, ni ce qu'ils font ou devraient faire ; notre tâche à nous est de rapporter avec simplicité et vérité ce que nous avons fait et vu nous-même. Nous ne parlerons donc en général que de ce que nous nous croyons plus particulier et plus spécial, sinon pour le fond des méthodes curatives, du moins quant à leur forme, leurs modifications ou leur côté posologique (2). N'acceptez nos données et nos principes qu'après un sérieux et mûr examen, ou plutôt faites-leur subir la rude et sûre épreuve de l'expérience : *experire*. Nous ne prétendons imposer nos convictions à personne ; nous les avons puisées dans l'expérimentation clinique : faites de même

(1) Nous commençons par la belladone, et nous finissons par la digitale. Quoique l'emploi de la première soit aujourd'hui devenu presque vulgaire, nous parlerons néanmoins des cas nombreux où nous avons employé ce puissant modificateur du système nerveux, et nous ferons voir qu'en ce point nos expériences remontent à l'année 1815, c'est-à-dire à une époque où, du moins en France, cette plante héroïque n'avait pas encore pris rang dans la matière médicale. Cette priorité de l'emploi de la belladone sur une vaste échelle est établie dans ce travail non par simple voie d'assertion, mais par voie de preuve ou de démonstration.

(2) Si, en général, nous employons les médicaments à haute dose, c'est que la plus grande partie de nos malades se compose des habitants de la campagne.

à l'égard de nos méthodes de traitement; vérifiez et éprouvez-les : encore une fois, *experire.*

Ce travail est divisé en trois parties : la première comprend la classe des névroses ou *névropathies ;* la seconde, celle des phlegmasies, et la troisième renferme la classe des asthénies.

Nous avons ajouté à la fin un certain nombre de formules qui n'ont pu trouver place dans le corps de cet ouvrage. Ces formules, qui nous sont plus ou moins propres ou spéciales, et qui ne se trouvent point dans les formulaires ordinaires, ont en général subi l'épreuve du temps et d'une longue expérience. Enfin, nous terminons tout notre travail par l'exposition d'une nouvelle méthode ou échelle posologique qui, selon nous, facilite singulièrement l'art difficile de formuler avec exactitude, précision et célérité.

PREMIÈRE PARTIE.

NÉVROSES OU NÉVROPATHIES.

---

1. ÉPILEPSIE.

Chute, perte de connaissance, convulsions plus ou moins fortes, aspect hideux et effrayant du visage, écume à la bouche, au moins ordinairement; respiration stertoreuse, bruyante, etc., voilà, comme on sait, les principaux symptômes de l'affreuse maladie connue sous le nom d'épilepsie.

Depuis près de vingt-cinq ans nous avons successivement essayé, chez un grand nombre d'épileptiques, la valériane, les feuilles d'oranger, l'oxide blanc ou fleur de zinc, le narcisse des prés, le sulfate de cuivre ammoniacal, le nitrate d'argent, les pilules de Méglin, ou leur équivalent, le cyanure de potassium, le croton-tiglium, non comme drastique, mais comme anti-épileptique, récemment proposé à ce titre, etc. Ces divers agents thérapeutiques ont généralement produit peu d'effet, quoique administrés à haute dose. L'oxide de zinc, le nitrate d'argent et la valériane étaient encore les moyens les moins inefficaces. Cependant nous avons fini par les abandonner, comme tous les autres ci-dessus mentionnés, pour recourir à l'extrait de belladone, qui, depuis longues années, est le principal, pour ne pas dire l'unique remède que nous administrions contre l'épilepsie.

L'idée d'avoir recours à ce puissant et héroïque modificateur du système nerveux nous a été suggérée par un fait rapporté par Stoll (*Ratio medendi, pars* III, p. 217). Nous employâmes d'abord l'extrait de belladone uni à l'extrait de jusquiame, et nous fûmes étonné du succès. A la fin nous avons supprimé ce dernier pour nous en tenir uniquement à l'extrait de belladone, et les effets ont été les mêmes. Ce dernier médicament est jusqu'à présent, pour nous, le remède anti-épileptique le plus efficace de la matière médicale. Depuis vingt à vingt-cinq ans nous l'avons employé sur peut-être plus de deux cents sujets. Ce chiffre approximatif est fondé sur le calcul d'un malade par mois, ce qui est assurément fort peu, puisque, dans la saison de l'été, il nous en vient souvent plusieurs par semaine, et même quelquefois en un seul jour. Eh bien! sur ce grand nombre d'épileptiques, il ne nous est peut-être pas arrivé une seule fois de donner la belladone sans quelque effet avantageux. Ordinairement les accès sont notablement affaiblis et éloignés, ou suspendus pendant des semaines, des mois ou même des années. Nous avons vu beaucoup de malades chez qui les accès arrivant tous les mois, toutes les semaines, ou même plusieurs fois par semaine, ont été suspendus pendant six mois, un, deux, trois ans, et même davantage; car plusieurs nous ont déclaré n'être pas encore retombés depuis sept, huit et neuf ans (1). Il y a environ dix à douze ans, un homme nous dit qu'il n'avait pas eu d'accès depuis onze ans. Il est vrai, nous lui avions donné un petit flacon d'ammoniaque, parce que chez lui on avait constaté l'*aura epileptica*, et c'est ce que nous faisons toutes les fois que les malades ne sont pas pris à l'improviste, et qu'ils ont le temps et la présence d'esprit pour prendre le flacon d'ammoniaque dont ils sont toujours munis. Ce malade, qui se disait guéri depuis onze ans, portait encore sur lui son petit flacon d'alcali volatil. Nous l'avons perdu de vue depuis, ainsi qu'un grand nombre d'autres chez lesquels les accès avaient été suspendus depuis un ou deux ans, et un, entre autres, que nous n'espérions pouvoir soulager par aucun agent thérapeutique. C'était une épilepsie surve-

(1) La plupart de ces malades ne sont pas revenus nous consulter. On peut donc croire qu'au moins plusieurs ne sont pas retombés, puisqu'ils n'ont point réclamé un remède qui leur avait été si évidemment utile. Ils n'ont pas pu non plus s'adresser aux pharmaciens, parce que l'ordonnance que nous leur avons délivrée n'indiquait que le mode d'administration et ne mentionnait aucune indication de substance médicamenteuse, ni de formule pharmaceutique, afin de prévenir tout abus.

nue à la suite d'une lésion grave du crâne, une fracture du coronal, avec dépression notable des os brisés ; et, chose remarquable, les accès ont cédé à l'administration de la belladone. En général, plus les attaques épileptiques sont rapprochées, plus on est assuré d'en suspendre le cours presque subitement, ou de les éloigner et de les affaiblir notablement ; et par contre, les accès qui sont très-éloignés les uns des autres, ou qui ne reparaissent que tous les quatre, cinq ou six mois, sont aussi bien plus difficiles à modifier, c'est-à-dire à amoindrir ou à suspendre. Il faut dans ces cas donner les pilules de belladone quelque temps avant l'époque présumée de l'accès prochain.

Ces résultats pratiques ont déjà été constatés en 1822 dans la dissertation inaugurale sur la belladone par un de nos anciens élèves, M. le docteur Mazier, médecin de l'hospice de L'Aigle (Orne). Nous reviendrons ailleurs sur le mérite et la valeur de cet opuscule, qui est, si je ne me trompe, le premier écrit qui ait paru en France sur la belladone considérée comme agent thérapeutique. Voici un passage, extrait de cette thèse, relatif à l'emploi de la belladone contre l'épilepsie. « M. Debreyne, après avoir essayé tous les traitements indiqués jusqu'à ce jour, et avec des succès variés, s'est convaincu que les fleurs de zinc (oxide de zinc), dont il a obtenu des effets très-satisfaisants comme moyen palliatif, doivent avoir la préférence après la belladone, qui, entre ses mains, a eu des succès étonnants. Parmi les nombreux malades qu'il a traités par l'extrait de belladone, pas un n'a subi le traitement sans une amélioration sensible. Les uns avaient des accès tous les jours, et ont fini par n'en plus avoir que tous les mois, et même moins encore; les autres en avaient moins fréquemment, et ont éprouvé une amélioration sensible; enfin plusieurs ont eu une suspension complète des accès; quelques-uns n'en ont éprouvé qu'au bout d'un an, etc. Il est certain que le nombre des guérisons qu'il a pu obtenir par ce moyen surpasse celui qu'on a obtenu jusqu'à présent avec tout autre. » Ces paroles de M. Mazier n'expriment que l'exacte vérité, bien que cette thèse ait été publiée à notre insu. Nous en indiquerons pourtant ci-après quelques points qui nous paraissent incomplets, ou même empreints d'un certain caractère d'exagération. Nous signalerons aussi quelques prévisions de l'auteur en faveur de la belladone que, jusqu'à présent, nous n'avons pas encore vues se réaliser. La thèse intéressante de M. le docteur Mazier a été publiée il y a près de vingt ans; et maintenant quelle masse de faits nouveaux par devers nous, depuis cette époque, et sur l'épilepsie, et sur une foule d'autres maladies nerveuses que nous avons traitées par la belladone, comme nous le verrons plus bas!

Nous devons convenir cependant que la belladone est certes bien loin d'être un vrai spécifique contre l'épilepsie ; l'expérience, ce juge incorruptible, ne manquerait pas de nous donner un démenti formel. Et, en effet, il nous est assez souvent arrivé de diminuer promptement d'abord l'intensité et la fréquence des accès épileptiques, ou même de les suspendre tout à fait pendant plusieurs mois ou même pendant un an ; mais dès-lors aussi toute médication ultérieure avec la belladone devenait tout à fait inutile, et restait sans effet appréciable. Nous ajoutons que, dans ces divers cas assez nombreux, les moyens ordinaires, même les plus actifs, demeurent également inefficaces; et si alors nous continuons à traiter ces épilepsies rebelles, nous associons à la belladone ou nous lui substituons une décoction de valériane et de feuilles d'oranger selon la formule ci-après indiquée. Mais, nous ne pouvons le dissimuler, cette nouvelle médication demeure le plus souvent également impuissante, et alors ordinairement nous renonçons à tout traitement pharmaceutique.

On nous opposera peut-être les faits, très-peu concluants en faveur de la belladone, recueillis dans les salles de M. le docteur Ferrus, et rapportés par M. Jules Picard, interne à Bicêtre. Mais cent faits négatifs ne peuvent détruire un seul fait positif. Voici la note ou le résumé des observations de M. Picard, pris dans la *Revue médicale* (1838, t. II, p. 92) : « Depuis le 9 septembre 1837, vingt-deux malades, dans les salles de M. Ferrus, ont été soumis au traitement par la belladone. Chez six d'entre eux, elle produisit divers accidents qui ont nécessité l'abandon du traitement au bout de quelques jours. Chez huit autres malades, la belladone a été employée pendant un espace de temps qui a varié de quarante jours à quatre mois et demi. On l'a cessée chez eux, soit à cause de son inefficacité, soit parce que les malades se sont lassés du traitement, soit encore parce qu'ils sont sortis de l'hospice. Les huit autres continuent le traitement. Trois malades ont commencé par quatre grains, quatorze par six grains, un par neuf grains, trois par douze grains. La plus haute dose qui ait été employée a été de dix-huit grains. Sur quatre observations que rapporte M. Picard, il y en a trois dans lesquelles on a vu, sous l'influence de la belladone, les accès d'épilepsie devenir plus rares; il y en a une dans laquelle ce moyen a été inefficace. »

Nous devons exprimer ici notre opinion sur ce genre d'expériences. Ces faits donc, ou plutôt ces expérimentations, nous paraissent entachées d'un double vice : d'abord il est très-probable que l'extrait de belladone employé dans ces divers traitements n'était pas préparé comme le nôtre, mais suivant le procédé ordinaire, c'est-à-dire par l'évaporation lente du jus de la plante sans ébullition. Par ce procédé, l'extrait conserve davantage ses principes volatils, et, par conséquent, il est plus vireux et plus actif que celui par simple décoction de la plante et de la tige vertes. C'est ce dernier procédé que nous suivons constamment pour tous nos extraits, vireux ou non. Il peut donc s'administrer à plus haute dose que l'autre. En second lieu, l'extrait employé à Bicêtre, quoique très-probablement fait par le jus, a pourtant été donné à une dose très-forte, pour ne pas dire toxique. Aussi chez six sujets la belladone a causé des accidents qui ont nécessité l'abandon du traitement; chez huit autres, on a encore renoncé au traitement, soit qu'il parût inefficace, soit que les malades s'en fussent *lassés*, comme on le dit, ou qu'ils aient quitté l'hospice. On n'aurait pas dû dépasser la dose de vingt centigrammes (quatre grains) par jour pour l'extrait sans décoction. On a fait bien plus : on a commencé la dose par vingt, trente, quarante, et même jusqu'à soixante centigrammes (douze grains) par jour; dose que l'on a portée quelquefois jusqu'à un gramme (dix-huit grains). Il est extrêmement probable, selon nous, que ces doses excessives, perturbatrices et quasi-toxiques, sont la véritable cause de ces insuccès; et nous demeurons persuadé que, si l'on eût administré l'extrait de belladone fait par simple décoction aqueuse de la plante verte, et à la dose seulement de vingt ou trente centigrammes au plus par jour (quatre ou six grains), on en eût certainement obtenu chez tous des avantages plus ou moins marqués, sans produire d'accident chez aucun.

Ceci était écrit quand nous avons eu connaissance de l'excellent ouvrage de thérapeutique de M. Trousseau. Ce savant professeur mentionne aussi ces vingt-deux faits de Bicêtre. Mais, ce qui est au moins bien singulier, il paraît les citer pour prouver l'efficacité de la belladone contre l'épilepsie. Il rapporte (t. II, p. 72, 2ᵉ édition) que Greding n'a point guéri d'épilepsies (1) par la belladone, mais qu'il en a singulièrement amendé les accidents; et il ajoute que les vingt-deux faits de Bicêtre *confirment l'observation de Greding*, c'est-à-dire apparemment qu'ils ont *aussi singulièrement amendé les accidents*. Quant à nous, comme on l'a vu plus haut, nous rapportons les faits de Bicêtre dans un but contraire, ou du moins comme objection à nous opposer. D'après l'analyse ci-dessus rapportée, ces *succès* ne paraissent fondés que sur trois cas (de vingt-deux) où les accès sont seulement devenus plus rares. Si nous n'avions eu que de pareilles observations à produire en faveur de la belladone, l'idée de les citer ne nous serait certes jamais venue, à moins toutefois que ce n'eût été pour constater, sinon la *nocuité* de la plante, du moins sa nullité thérapeutique. Nous ne devons donc accepter ces *succès* obtenus à Bicêtre qu'à

(1) Nous ne connaissions pas les observations de Greding consignées dans Murray (*Apparat. medicam.*).

titre d'expérimentations nulles, ou du moins d'une valeur fort équivoque. Nous signalons ce point d'observation expérimentale, afin que le lecteur ne soit pas tenté d'assimiler nos succès à ceux obtenus à Bicêtre.

Il est inutile de faire observer que nous ne prescrivons la belladone que contre les épilepsies qui nous paraissent essentielles, c'est-à-dire indépendantes de toute cause matérielle appréciable.

Si dans l'épilepsie symptomatique, après la destruction de la cause, les accès persistaient encore par une sorte d'habitude nerveuse, on les combattrait avec avantage par la belladone, et surtout, à son défaut, ou à son insuffisance, par le quinquina seul ou associé à la valériane.

Voici maintenant la formule d'après laquelle, depuis près de vingt-cinq ans, nous employons l'extrait de belladone contre l'épilepsie et autres affections convulsives ou nerveuses qui lui ressemblent plus ou moins :

Pr. Extrait de belladone (par
simple décoction aqueuse). 4 gram. (1 gros).
Poudre de gomme arabique. 2 gram. (1/2 gros).
Poudre inerte, quantité suffisante pour . . . . 120 pilules (1).

(1) Que l'on ne soit pas surpris si, dans nos formules, nous entrons dans quelques détails de manipulation et d'emploi. C'est uniquement en faveur des médecins des campagnes qui, souvent, sont obligés de préparer eux-mêmes leurs médicaments.

Mode d'administration. On prendra une pilule le premier jour, deux le second, et on augmente d'une chaque jour jusqu'à six en vingt-quatre heures, deux matin, midi et soir, et une ou deux heures avant les repas. On continue ainsi, si l'on n'éprouve point un trouble notable dans la vue. Si ce trouble se manifeste, on diminue la dose, ou on cesse tout à fait pendant quelques jours. Si l'on n'observe aucune altération dans la vue ni autres effets fâcheux, on pourra porter la dose à huit ou neuf pilules, ce qui fera trente centigrammes (six grains) d'extrait de belladone par jour.

Voici enfin la formule de la décoction de valériane que nous avons employée quelquefois seule ou conjointement avec la belladone reconnue inefficace ou insuffisante.

Pr. Racine de valériane. . 500 gram. (1 livre).

Partagez en quinze paquets égaux. A chaque paquet on ajoutera une pincée de feuilles d'oranger ; on le fera bouillir à vaisseau clos pendant une minute dans un litre d'eau, et on laissera infuser pendant une demi-heure. A prendre en quarante-huit heures, un fort verre matin, midi et soir, et une heure avant les repas. Nous avons remplacé quelquefois la décoction par la poudre, à la dose de quinze grammes (1|2 once) par jour, sans guère plus de succès.

2. HYSTÉRIE.

L'induction et l'analogie nous conduisent naturellement à l'hystérie. Cette maladie, qui est propre aux femmes, est caractérisée par des attaques convulsives comme épileptiques, le sentiment d'une boule à la gorge, de strangulation ou de suffocation plus ou moins considérable.

Nous supposons que l'on ne découvre aucune autre cause probable que l'excessive susceptibilité nerveuse, ou que l'on n'a pu détruire celle qu'on a crue certaine ou probable. Dans cette hypothèse, notre principal traitement pharmaceutique consiste dans l'emploi des pilules suivantes :

Pr. Camphre. . . . . 12 gram. (3 gros).
Assa fœtida. . . . . 12 gram. (3 gros).
Extrait de belladone. . . 3 gram. (2 scrup.)
Extrait aqueux thébaïque. 1 gram. (20 gr.).
Sirop de gomme, quantité
suffisante pour. . . . . 120 pilules.

Mode d'administration. Une pilule le premier jour, deux le second, et on augmente ainsi d'une pilule chaque jour jusqu'à six en vingt-quatre heures, deux matin, midi et soir, et deux heures avant les repas.

Voilà à peu près le seul remède que nous employions contre les attaques hystériques. C'est, selon nous, d'après un certain nombre d'observations, le meilleur moyen modificateur du système nerveux des hystériques. Nous croyons que l'extrait de belladone est ici l'agent principal, et peut-être le seul véritablement efficace dans ces sortes d'affections nerveuses, ainsi que dans toutes les maladies convulsives. On pourrait cependant associer à ces pilules une forte infusion de valériane et de feuilles d'oranger, comme celle, par exemple, ci-dessus indiquée, p. 19. On en prendrait un verre sur chaque dose de pilules. L'hystérie résiste généralement bien moins que l'épilepsie aux diverses préparations où entre l'extrait de belladone, et cela se conçoit aisément. Nous avons traité beaucoup moins d'hystéries que d'épilepsies par la belladone. Il n'y a d'ailleurs guère qu'une douzaine d'années que nous employons cette solanée contre l'hystérie.

3. CHORÉE, OU DANSE DE SAINT-GUY.

C'est un mélange singulier de convulsions, de paralysies, de tremblements des muscles des membres, qui déterminent des contorsions les plus variées et les plus bizarres, soit dans la station, soit dans la progression.

Depuis long-temps nous ne traitons cette névrose, qui n'attaque le plus souvent que les sujets impubères, que par les pilules ci-dessus formulées contre l'hystérie. Si elles sont insuffisantes ou inutiles, ce qui arrive rarement, on les remplace par les bains froids. Nous ne croyons pas avoir observé plus d'une vingtaine de faits de ce genre d'affection, qui est assez rare dans le pays. Nous avons vu plusieurs fois l'extrait de belladone seul produire également les meilleurs effets, à la dose de quinze à vingt centigrammes (trois ou quatre grains) par jour, et même à dose moindre. Il y a quelques jours on nous amena un petit garçon de huit à dix ans à qui nous avions donné quelque temps auparavant une pilule d'extrait de belladone matin et soir, de cinq centigrammes chaque (un grain). Après avoir pris de ces pilules pendant trois jours, le petit malade était tellement mieux que les parents surpris le croyaient tout à fait guéri. La chorée, qui était intense, n'était que suspendue. Elle reparut aussitôt que toutes les pilules furent prises. On les a renouvelées, et nous n'en avons pas eu de nouvelles depuis. Le symptôme qui avait le plus frappé le père de l'enfant, c'était la difficulté qu'éprouvait le petit malade à porter la main à la bouche pour manger. Il ne l'y porte pas droit, dit-il, il y va de côté, de travers (symptôme ordinaire).

4. TREMBLEMENT RÉPUTÉ NERVEUX, PARTIEL OU GÉNÉRAL.

Nous n'y opposons d'autre remède que nos

pilules dites anti-épileptiques, et, à leur défaut ou insuffisance, nous administrons les pilules contre l'hystérie, ci-dessus formulées, p. 20. Nous avons vu ce tremblement céder ordinairement à la médication faite avec la belladone seule; mais souvent aussi il reparaît dès qu'on en cesse l'usage. Nous ne pourrions citer à l'appui que huit à dix faits au plus.

5. NÉVRALGIES; DOULEURS NERVEUSES LOCALES, MIGRAINES, ETC.

Les névralgies sont des douleurs nerveuses très-vives, lancinantes, déchirantes, revenant par accès. Elles suivent le trajet des troncs nerveux et de leurs ramifications. Il y a absence de fièvre et de phlegmasie proprement dite.

Depuis environ une quinzaine d'années, nous combattons avec le plus grand succès toutes les névralgies, hors la sciatique, avec la belladone, et particulièrement avec la pommade suivante :

Pr. Extrait de belladone. . 10 gram. (2 gros 1/2).
Axonge. . . . . 10 gram. (2 gros 1/2).

Mêlez exactement pour une pommade que vous aromatiserez avec quelques gouttes d'huile volatile de thym.

Mode d'emploi. Matin, midi et soir, et surtout au moment des plus fortes douleurs, on frictionnera les parties affectées avec gros comme une petite noisette de cet onguent. Chaque friction se fera pendant cinq ou six minutes, ou jusqu'à parfaite absorption. On y ajoute de temps en temps un peu de salive pour mieux faire pénétrer l'onguent dans la peau. On fera en sorte de consommer cette pommade dans l'espace de six jours.

Avant que nous eussions en notre possession ce puissant sédatif des douleurs névralgiques, nous n'employions pour tout remède que la liqueur suivante, à laquelle nous avons ajouté depuis l'extrait de belladone :

Pr. Décoction de mauve et
de morelle. . . . . 500 gram. (1 livre).
Extrait aqueux thébaïque 2 gram. (1/2 gros).
— de belladone. . 8 gram. (2 gros).
— de ciguë. . . . 15 gram. (1/2 once).
Acétate de plomb liq. . 15 gram. (1/2 once).

Dissolvez.

Mode d'emploi. On bassinera plusieurs fois par jour la partie douloureuse avec cette eau, et on en imbibera une compresse que l'on appliquera sur le point douloureux. Cette solution est bien moins constante dans ses effets sédatifs que la pommade. Nous ne l'employons aujourd'hui que dans quelques cas rares de névralgies qui ont résisté à l'onguent de belladone.

Voilà les seuls remèdes anti-névralgiques auxquels nous ayons recours aujourd'hui, et surtout presque exclusivement la pommade. Quelquefois cependant nous y ajoutons quelques pilules calmantes opiacées, soit à titre de narcotique somnifère, soit comme sédatif adjuvant ou auxiliaire. Les névralgies, comme on sait, sont très-sujettes à récidiver; mais aussi, à l'aide de cette seule pommade, on dissipe ordinairement l'accès en très-peu de temps, et quelquefois même par une seule friction, comme nous l'avons observé plusieurs fois.

Je me rappelle un fait de névralgie grave qui mérite d'être mentionné ici. Il y a 23 ou 24 ans, avant que j'employasse la belladone contre les névralgies, je fus consulté par deux femmes atteintes d'un tic douloureux extrêmement intense et regardé comme absolument incurable. En désespoir de cause, je traitai ces deux malades en même temps par l'extrait de ciguë à haute dose, à l'imitation de Fothergill, de Hurtunkeil, de Chaussier, etc. (1). La dose, d'abord légère et normale, fut progressivement augmentée et portée, probablement par l'imprudence des malades, au delà de toute limite posologique. Ce n'était pas seulement une dose vertigineuse, mais véritablement toxique. Je me la rappelle à un centigramme près, parce que son énormité m'avait fait une vive impression: c'étaient vingt-deux grammes ou cinq gros et demi en vingt-quatre heures. Il est vrai, l'extrait de

(1) Underwood, chirurgien anglais, a été guéri par ce moyen. (*Dict. des sciences médicales.*)

ciguë était fait avec la décoction de la plante verte sans le jus, et sans addition de poudre de ciguë pour la confection des pilules (voy. la formule, plus loin). Mais les malades n'en étaient pas moins renversées par terre par des vertiges extraordinaires et un *raptus* cérébral effrayant. Une pareille perturbation et un si violent ébranlement du système nerveux produisirent néanmoins fortuitement le plus heureux résultat; car on m'a assuré, dans le temps, que ces deux femmes se sont trouvées parfaitement guéries. Effrayé de ces terribles succès, je n'ai plus eu recours à la ciguë pour combattre les névralgies; et, dès ce moment, j'ai commencé à employer la liqueur sédative que j'avoue avoir peut-être trop compliquée. Quelques années après, je l'ai abandonnée également pour m'en tenir pour ainsi dire uniquement à la pommade de belladone, que je regarde non-seulement comme remède spécial, mais presque comme spécifique, sinon pour guérir radicalement les névralgies, du moins pour en dissiper et éloigner notablement les accès, ce qui est beaucoup assurément. Nous croyons avoir administré seulement une vingtaine de fois la solution sédative avec quelque succès, et peut-être cinquante fois la pommade, mais avec des effets bien plus constants et plus heureux. Nous l'employons spécialement contre les névralgies faciales ou affections nerveuses locales à forme névralgique, la migraine, etc.

6. SCIATIQUE.

C'est une névralgie, comme on sait, qui a son siége dans le nerf sciatique et ses divisions. Il existe donc ordinairement une douleur vive depuis la hanche jusque vers la malléole externe.

Nous n'avons quant au fond du traitement rien de très-spécial à produire. Nous commençons ordinairement par les vésicatoires volants, dont le premier est appliqué derrière le grand trochanter et les autres successivement en descendant sur les points les plus douloureux du membre. Si l'application de plusieurs vésicatoires volants ne procure pas une amélioration notable, nous employons de suite notre potion térébenthinée qui n'est qu'une imitation ou une modification de la méthode de M. le docteur Martinet qui, lui-même, l'a empruntée à M. le professeur Récamier. Voici la formule de cette potion :

Pr. Eau de laitue. . . . . . 180 gram. (6 onces).
Huile volatile de térébenthine. . . . . 25 gram. (6 gros).
Gomme arabique. . . . 15 gram. (1/2 once).
Sirop simple. . . . . . 60 gram. (2 onces).

Faites une potion.

Mode d'administration. Trois cuillerées à bouche par jour : une matin, midi et soir, dans un verre d'eau d'orge, et une heure ou deux avant les repas.

Nous sommes dans l'usage d'employer conjointement avec cette potion la graisse térébenthinée d'après la formule suivante :

Pr. Huile volatile de térébenthine. . . . . . . 60 gram. (2 onces).
Ammoniaque. . . . . . 8 gram. (2 gros).
Eau-de-vie camphrée. . 30 gram. (1 once).

On mêlera exactement cette liqueur avec deux cent cinquante grammes (demi-livre) de graisse de porc fondue.

Mode d'emploi. On s'en frottera fortement matin et soir les parties douloureuses. Quant aux sciatiques rebelles qui ont résisté aux moyens ci-dessus mentionnés et qui datent déjà de cinq à six mois, nous les traitons par un ou plusieurs moxas que l'on applique derrière le grand trochanter, sur le trajet du nerf et sur le point le plus douloureux.

Nous estimons avoir traité avec succès une douzaine environ de sciatiques par la potion, et peut-être autant par les moxas. Un homme atteint d'une sciatique très-intense avait appliqué plusieurs vésicatoires volants sans le moindre soulagement. La potion térébenthinée lui fut administrée, et il fut guéri en quatre jours. — Un autre malade, marchant avec des béquilles depuis quatre ans, par suite d'une sciatique qu'aucun remède n'avait pu dompter, fut parfaitement guéri par l'application du moxa derrière le grand trochanter.

Nous ne parlons pas des effets de la méthode si commune et si vulgaire des vésicatoires volants; le nombre des sciatiques guéries par ce moyen est immense; et d'ailleurs cela n'apprendrait rien de nouveau. En général, dans toutes ces évaluations approximatives, crainte de nous tromper, nous croyons devoir toujours dire moins que plus, c'est-à-dire au-dessous du chiffre réel. Par là notre but n'en est pas moins atteint et la vérité n'est point blessée.

Enfin une dernière méthode que nous essaierons prochainement, c'est celle proposée et employée avec succès par le professeur Trousseau. Elle consiste à faire derrière le grand trochanter une incision jusqu'au tissu cellulaire, et à y introduire, en guise de pois, des bols de cinq à cinquante centigrammes (un à dix grains) de poudre, ou mieux d'extrait de belladone.

7. PARAPLÉGIE, PARALYSIES DE LA VESSIE ET DU RECTUM ET AUTRES PARALYSIES LOCALES OU PARTIELLES.

La paraplégie est la paralysie de la moitié inférieure du corps ou des deux membres abdominaux, plus celle de la vessie et du rectum, si la paraplégie est le résultat d'une chute sur le dos ou sur les reins, c'est-à-dire d'une violente commotion ou lésion grave de la moelle épinière.

Nous ne devons nous occuper ici que du traitement spécial de la paraplégie nerveuse et de celle qui peut reconnaître un principe ou une cause rhumatismale, goutteuse, pléthorique, saturnine ou autre, c'est-à-dire sans lésion grave, anatomique, inflammatoire, traumatique ou organique de la moelle spinale. — Autrefois, avant que nous connussions l'action spéciale de la noix vomique sur la moelle épinière, nous n'employions guère que les moxas appliqués à la région lombaire ou vers le sacrum. Mais, depuis au moins une vingtaine d'années, nous commençons toujours le traitement des paraplégies par l'extrait alcoolique de noix vomique, d'après la formule suivante :

Pr. Extrait alcoolique de
noix vomique. . . . . 6 gram. (1 gros 1/2).
Poudre d'amidon, quantité suffisante pour 120 pilules.

Mode d'administration. On prendra une demi-pilule le premier jour, une entière le second, deux le troisième, et l'on augmente chaque jour d'une pilule jusqu'à six en vingt-quatre heures, que l'on prendra en trois fois : un tiers matin, midi et soir, deux ou trois heures avant les repas. A cette dose ordinairement on éprouve des crampes, des raideurs ou contractions spasmodiques, convulsives et douloureuses dans les membres paralysés. Dès que ces effets se manifestent, on ne peut plus du tout augmenter la dose des pilules; on devrait même de suite la diminuer, si les crampes ou les contractions spasmodiques étaient un peu fortes, ou cesser tout à fait. Il suffit que ces effets aient lieu à un degré très-modéré, et il faut même en général augmenter la dose des pilules jusqu'à ce qu'on obtienne ce résultat, c'est-à-dire que l'on peut aller graduellement jusqu'à huit à dix par jour, toujours en trois fois comme ci-dessus. Si, après avoir employé ces pilules pendant un mois ou deux, le malade n'en a obtenu aucun avantage appréciable, nous appliquons ordinairement un large moxa à la région lombaire, et même successivement un second et un troisième s'il est nécessaire. Nous ne croyons avoir employé ces pilules avec plus ou moins de succès que douze à quinze fois au plus, et seulement contre les paraplégies et les paralysies circonscrites, partielles et locales. Nous n'avons obtenu quelquefois que des effets passagers et fugitifs, ou si légers qu'ils équivalaient à un complet insuccès.

Quant à l'hémiplégie, je ne sache pas que j'aie obtenu un seul succès complet et bien constaté de l'emploi de la noix vomique contre ce genre de paralysie, c'est-à-dire l'hémiplégie complète, à moins qu'elle ne fût nerveuse, ou rhumatismale, ou humorale, etc. Dans le traitement des hémiplégies apoplectiques, surtout au commencement de la maladie, nous nous attachons spécialement, ou plutôt uniquement, à préserver le malade de nouvelles attaques, et, à cet effet, nous conseillons de petites et fréquentes applications de sangsues à l'anus, ou même des saignées générales, selon le besoin. Nous y joignons ordinairement l'usage des pilules aloétiques. Sans doute, nous avons vu les hémiplégies apoplectiques diminuer pendant que nous leur opposions la noix vomique, tout comme dans les cas où nous n'administrions aucun remède, c'est-à-dire que, dans les deux cas, l'hémiplégie a diminué à proportion que s'est opérée la résorption du caillot de sang épanché dans la substance cérébrale. Nous concevons cependant que la noix vomique pourrait n'être pas inutile à une certaine époque où l'on pourrait raisonnablement présumer que le caillot est réduit à son plus petit volume possible ou à un léger noyau fibrineux enkysté, devenu désormais irrésorbable. On serait autorisé, ce nous semble, à croire à cette réduction, si l'hémiplégie restait stationnaire depuis plusieurs mois, et que l'on ne vît plus aucune tendance à la guérison. Dans ce cas, on peut en espérer quelque effet salutaire. C'est ainsi que nous avons obtenu des effets inespérés dans un cas de paraplégie complète par déviation ou gibbosité vertébrale. De même encore nous avons fait cesser, comme nous l'avons vu plus haut, des accès épileptiques par l'extrait de belladone seul, chez un homme qu'une fracture du crâne avait rendu épileptique. Dans tous ces cas de lésion traumatique ou organique, les parties molles, le cerveau et la moelle épinière, d'abord plus ou moins violemment distendus, finissent par se mouler sur les parties osseuses, s'habituent en quelque sorte à ces nouveaux rapports, et un état primitivement pathologique devient à la fin une sorte de fonction physiologique, plus ou moins modifiable, comme toutes les autres, par les agents thérapeutiques.

Nous n'avons par devers nous que très-peu de faits de guérison de la paralysie de la vessie par la noix vomique, et seulement un ou deux cas de guérison d'incontinence d'urine chez les enfants; et peut-être même encore il n'y a eu que simple coïncidence sans rapport de causalité; car, nous l'avons employée en vain dans bien d'autres cas chez les enfants comme chez les adultes. Nous n'avons qu'un exemple de guérison de la chute du rectum chez un enfant.

Nous terminerons cet article en rapportant un fait qui prouve qu'il peut se rencontrer des personnes excessivement sensibles à la noix vomique et chez lesquelles il serait, par conséquent, dangereux de commencer son extrait alcoolique même par dix centigrammes (deux grains) comme on le conseille dans le *Dictionnaire des sciences médicales* (article HÉMIPLÉGIE). La première fois que nous avons administré l'extrait alcoolique de noix vomique, il y a environ vingt-trois à vingt-quatre ans, c'était chez une femme atteinte d'une paraplégie complète contre laquelle on avait épuisé toutes les médications. On avait même employé jusqu'au moxa, si je ne me trompe. Je fis donner l'extrait alcoolique de noix vomique seulement à un centigramme environ (un quart de grain), et il y eut des secousses assez vives; je doublai la dose et je donnai trois centigrammes (demi-grain), dose que je ne pus jamais élever à cinq centigrammes (un grain) sans produire des secousses violentes, alarmantes et comme tétaniques. Cette femme s'est trouvée parfaitement guérie en ne prenant que trois centigrammes d'extrait alcoolique par jour, au point de pouvoir marcher et faire une lieue de chemin à pied au bout de six semaines à deux mois. Si l'on avait commencé par dix centigrammes (deux grains), on l'aurait probablement tuée. Depuis cette époque, j'ai toujours commencé par une dose très-minime.

8. AMAUROSE.

C'est la cécité plus ou moins complète communément attribuée à la paralysie de la rétine ou du nerf optique, ordinairement avec dilatation et immobilité de la pupille.

Après avoir épuisé presque tous les genres de médications contre l'amaurose, et après avoir employé souvent en vain le séton, le moxa, l'émétique, l'arnica, et, d'après Scarpa, la valériane et le quinquina, etc., les stimulants diffusibles et les stimulations locales spiritueuses, nous nous sommes enfin fixé à un moyen presque exclusif. C'est ce que nous appelons *la méthode vésicatoriale*, qui est une imitation ou une modification de celle de Dupuytren. Elle consiste dans l'emploi successif d'un grand nombre de petits vésicatoires volants appliqués de la manière suivante :

On commence par en poser un à chaque tempe de la largeur d'une pièce de cinq francs. Aussitôt qu'ils seront secs, on en appliquera deux autres, un de chaque côté et immédiatement au-dessus de l'endroit où étaient les premiers et le plus près possible des sourcils. Dès qu'ils seront également secs, on en mettra encore un à la suite des derniers, un de chaque côté, de manière qu'ils viennent presque se toucher au milieu du front et toujours le plus près possible des sourcils. Lorsque ces six vésicatoires auront été ainsi appliqués, on en apposera encore six autres de la même manière, en commençant également par les tempes, et ainsi de suite, s'il est nécessaire. Nous croyons inutile de faire observer que cette méthode ne doit être employée que lorsqu'on aura suffisamment combattu les causes certaines ou probables de l'amaurose, et dans les cas où l'on ne découvre aucune cause prochaine rationnellement admissible, ce qui est le plus ordinaire. Ainsi, une fois pour toutes, nous déclarons qu'en général nous ne nous occuperons point directement des *médications étiologiques*; nous les supposons toujours faites, et d'ailleurs notre sujet ne le demande pas.

Voici, entre autres, un fait que nous nous rappelons encore assez nettement. Il y a trois à quatre ans on conduisit chez nous un homme atteint d'amaurose. Nous lui ordonnâmes les vésicatoires, et au bout d'une quinzaine de jours il voyait déjà pour se conduire. Ce mieux s'est soutenu jusqu'à présent et permet aujourd'hui au malade de faire tous les jours sa partie de *domino*. Il a toujours depuis entretenu un vésicatoire.

Nous nous proposons de faire prochainement l'essai de la cautérisation de la circonférence de la cornée avec le nitrate d'argent, pour combattre la mydriase et l'amaurose reconnue rebelle à tous les moyens ordinaires. Depuis les expériences de MM. Serre de Montpellier et d'Uzès, la cautérisation de la cornée détermine constamment et presque à l'instant la contraction de la pupille et excite, par conséquent, la rétine. (Voir la *Revue médicale*, août 1830.)

Jusqu'à présent nous n'avions employé que les vésicatoires seuls, pansés au cérat, et cette médication a été évidemment utile. Maintenant, dans les cas graves, nous combinons cette méthode avec celle déjà employée par Walson, Liston, Middlemore, Miquel, etc., c'est-à-dire celle de la strychnine par absorption endermique d'après la formule suivante :

Pr. Strychnine 50 centigram. (10 grains).
Amidon . . 2 grammes (1/2 gros).

Mêlez très-exactement et divisez en 50 petits paquets.

Pendant toute la première semaine, on n'emploiera qu'un paquet par jour, le matin seulement. On partagera ce paquet en deux, et de chaque moitié on saupoudrera chacune des plaies des vésicatoires ; la deuxième semaine et les suivantes, on emploiera deux paquets, un matin et soir de la même manière.

9. NYCTALOPIE.

C'est la vue nocturne produite par un excès de sensibilité de la rétine ou du nerf optique. Les malades ne distinguent les objets qu'à une très-faible lumière le soir ou la nuit, parce qu'alors la rétine étant moins excitée, la pupille se dilate convenablement et la vision peut s'accomplir.

Les connaissances et les données acquises depuis une vingtaine d'années sur les propriétés spécifiques et les rares vertus de la belladone, suggèrent aujourd'hui tout naturellement la médication la plus rationnelle et la plus appropriée à la nyctalopie. Il y a déjà fort long-temps que nous avons employé la belladone avec succès contre cette névrose aussi bizarre qu'incommode, comme le prouve la thèse de M. le docteur Mazier, déjà citée. En voici un fait qui y est consigné : « M. Debreyne a eu l'occasion de traiter et de guérir plusieurs nyctalopies par l'usage de la belladone à l'intérieur. Parmi les observations qu'il a recueillies à cet égard, en voici une que je vais rapporter. Un jeune homme nyctalope se présenta chez lui : il ne pouvait pendant le jour distinguer ni les objets, ni les personnes ; mais, la nuit, il voyait parfaitement, surtout avec un clair de lune, et alors il pouvait distinguer un petit oiseau dans un arbre à vingt pas de distance. Les pupilles étaient modérément dilatées. On lui donna l'extrait de belladone à la dose de six grains par jour (on arriva graduellement à cette dose), et au bout de sept à huit jours il distinguait parfaitement les objets et les personnes pendant le jour. On lui avait appliqué auparavant des sangsues, des vésicatoires, etc., qui n'avaient fait qu'augmenter le mal. M. Debreyne l'a vu plusieurs fois depuis ; il est toujours demeuré parfaitement guéri par l'extrait de belladone seul à l'intérieur. » Aujourd'hui nous employons tout simplement le collyre d'extrait de belladone formulé plus loin.

10. LA SURDITÉ.

Après avoir épuisé tous les moyens ordinaires

comme les injections excitantes et détersives, les vésicatoires, le séton à la nuque, le moxa, etc., ou plutôt avant d'y avoir recours, nous employons un moyen fort simple et populaire même, quoique ignoré du peuple. Il consiste tout simplement à se remplir la bouche de fumée de tabac (à l'aide d'une pipe ordinaire et avec les précautions convenables pour ne pas s'incommoder), ou d'une plante aromatique sèche, comme la sauge par exemple, si l'on ne pouvait supporter la fumée de tabac, à tenir la bouche et le nez fermés et à faire une forte expiration pour faire refouler et pénétrer la vapeur excitante dans la trompe d'Eustache. On renouvelle cette petite opération plusieurs fois par jour, et assez souvent on obtient quelque effet dès les premiers jours. Nous avons vu plusieurs faits où ce moyen simple a été suivi des plus heureux succès, et entre autres un cas de surdité complète qui fut guérie subitement par la première fumigation. Elle fit éprouver au malade la sensation d'une forte détonation dans la tête. C'est surtout dans les surdités qui sont la suite d'affections catarrhales ou d'angines gutturales que convient ce remède, que sa singularité ne doit pas faire dédaigner. Il est simple et facile; il peut être utile à quelques-uns et ne peut nuire à personne.

11. ASTHME.

C'est une très-grande difficulté de respirer qui revient par accès et qui ne paraît liée à aucune affection organique.

Depuis environ vingt-cinq ans nous n'employons presque point d'autre remède contre l'asthme, soit sec, soit humide, que les poudres suivantes :

Pr. Poudre d'enula compana . . . 12 gram. (3 gros).
Fleurs de soufre. . . . . 12 gram. (3 gros).
Poudre de racine de belladone. . . . . 4 gram. (1 gros).
Poudre de scille. . . . . 3 gram. (2 scrup.).
Kermès min. . . . . 1 gram. (20 gr.)

Mêlez très-exactement et divisez en vingt paquets.

Mode d'administration. Prendre un paquet par jour, en trois fois, un tiers matin, midi et soir, dans du miel, de la confiture ou dans du pain à chanter, et une heure ou deux avant les repas.

Nota. Si absolument les malades ne pouvaient prendre ce remède sous forme pulvérulente, on pourrait l'administrer en pilules. On en ferait cent vingt et l'on en prendrait six par jour, deux matin, midi et soir. On diminue la dose si la vue se trouble notablement. Nous laissons subsister cette poudre dans sa forme primitive peut-être un peu trop polypharmaque, parce que, telle qu'elle est, elle nous a rendu d'éminents services, non seulement dans les asthmes proprement dits, mais encore dans une foule d'affections chroniques de la poitrine, catarrhales, sans fièvre ni irritation phlegmasique proprement dite, ni lésion organique; dans certains catarrhes chroniques graves avec émaciation notable, revêtant la forme de la phthisie et appelés pour cela autrefois phthisies muqueuses. — Dans tous les cas où il existe de la toux, nous associons à cette poudre la gelée de lichen. Nous le répétons, nous conservons ce médicament dans sa forme un peu complexe et gothique, et voici pourquoi : nous avons donné quelquefois cette poudre seule sans belladone, et elle a bien fait; d'un autre côté, nous avons aussi administré la belladone seule, et elle a également bien fait. Nous les avons unies, et ce mélange, qui exclut toute incompatibilité chimique, a fait mieux encore : nous devons donc logiquement le maintenir.

Nous devons à la vérité de déclarer ici, qu'à l'époque où M. le docteur Mazier a publié sa thèse sur la belladone (en 1822), nous ne connaissions encore que fort peu de faits d'asthmes vrais guéris par ce précieux végétal. Cependant, ce médecin assure, p. 24, que nous possédions *beaucoup* d'observations de guérisons par la belladone. Apparemment il a compris sous la dénomination d'asthmes les diverses maladies de poitrine ci-dessus mentionnées que l'on nomme vulgairement asthmatiques ou asthmatoïdes, en raison de la dyspnée habituelle qui les accompagne le plus souvent.

Nous avons administré cette poudre dite *anti-asthmatique* plus de cent fois et presque jamais en vain. Nous avons vu un certain nombre de cas où les accès ont paru supprimés sans retour, et d'autres où, après l'avoir été pendant plusieurs années, ils ont reparu pour disparaître de nouveau sous l'influence de la même poudre. Dans quelques cas enfin où ce remède est devenu impuissant ou inutile, nous avons eu recours avec quelque avantage aux fumigations de stramonium prises à la pipe comme le tabac. On pourrait remplacer le stramonium par les feuilles sèches de belladone. Quant à l'accès même de l'asthme, voici la formule de la potion que nous administrons pour en modérer l'intensité et en accéler la terminaison.

Pr. Eau de laitue. . . . — d'hysope. . . .	de chaque 50 gram. (1 once 1/2).
Extrait de belladone. Kermès.	de chaque 10 centigr. (2 grains).
Oxymel scillitique. . Sirop de capillaire. .	de chaque 25 gram. (6 gros).
Eau de fleur d'oranger.	15 gram. (1/2 once).

Pour une potion à prendre par cuillerées à bouche dans la journée.

12. COQUELUCHE.

La coqueluche, comme on sait, est une toux convulsive caractérisée par plusieurs mouvements d'expiration répétés auxquels succède une grande inspiration sonore, rauque, longue, pénible, et qui revient par accès plus ou moins rapprochés.

Il ne sera encore question ici que d'un seul remède; car depuis près de vingt-sept ans nous n'avons point employé d'autre médicament contre la coqueluche que la poudre de la *racine* de belladone.

Cet agent précieux nous est venu des Allemands comme bien d'autres encore. C'est à Schæffer, médecin de Ratisbonne, que sont dus les premiers essais de la belladone contre la coqueluche. Hufeland, à l'exemple du médecin de Ratisbonne, y a eu recours aussi avec le plus grand avantage. Mais c'est surtout Wetzler qui a employé cette plante héroïque avec le plus grand succès dans une épidémie de coqueluche qui régna en 1810 à Augsbourg. Trente enfants furent soumis au traitement par la belladone, et ils guérirent tous du huitième au quinzième jour. (Voy. le *Dictionnaire des sciences médicales*).

C'est dans le courant des années 1817 et 1818 particulièrement que nous avons eu occasion d'employer la belladone sur un nombre immense de sujets, comme le prouve le passage suivant, extrait de la dissertation de M. le docteur Mazier.

« Deux difficultés à vaincre se présentent au médecin : la première est celle que l'on éprouve à faire prendre les médicaments aux enfants ; ce n'est pas la plus petite, puisque l'on s'expose à faire exaspérer les accidents en voulant vaincre par force la résistance de l'enfant ; la seconde est l'opiniâtreté de l'affection, qui n'abandonne sa faible victime qu'après l'avoir réduite à l'état le plus déplorable. Ce sont ces deux difficultés que je regarde comme vaincues par les nombreuses expériences de M. Debreyne. Il avait remarqué que ce moyen, conseillé par différents auteurs, était regardé comme un palliatif très-avantageux : il l'a donc employé à la dose prescrite dans ces auteurs, et n'a obtenu que de très-faibles résultats ; mais, portant plus loin ses recherches, il a trouvé que, en en modifiant convenablement la dose et l'administration, il était possible d'en obtenir les résultats les plus avantageux, et en demeura convaincu. Sa conviction acquit un degré de plus encore dans l'épidémie qui sévit avec violence sur les enfants de la ville de Mortagne et communes environnantes dans le courant des années 1817 et 1818. Là il put à loisir vérifier ce que l'expérience lui avait démontré ailleurs. Dans le commencement de l'épidémie, il mourut quelques enfants, et beaucoup furent aux portes de la mort.

Une famille formée par la réunion de six enfants en bas âge, dont le plus jeune avait un an à peu près, vint réclamer les soins de M. Debreyne. Un des garçons, âgé de six ans, était pris, depuis douze à quinze jours, de la coqueluche et offrait une face violette très-injectée; les yeux couverts d'une ecchymose occupant toute la partie antérieure de la sclérotique et qui ne laissait à découvert que la cornée; ce qui donnait à cet enfant un aspect hideux. Son frère, un peu moins âgé, offrait depuis dix jours les mêmes symptômes, qui allaient encore en augmentant. Chez tous deux les quintes étaient terribles, longues et fréquentes; les enfants semblaient les craindre. Leur vie était en danger et paraissait menacée d'une manière toujours plus violente à chaque accès. M. Debreyne administra la poudre de racine de belladone suivant les règles qu'il avait établies, et dès la nuit suivante il y eut un mieux assez sensible chez les deux enfants; les accès devinrent moins forts et moins fréquents; ils devinrent de plus en plus rares les jours suivants : de manière que tout avait disparu en huit jours, excepté la couleur violacée des yeux et du pourtour des paupières, qui persista encore quelques jours et finit par disparaître. Les autres enfants de la même famille subirent le traitement avec autant de succès à mesure qu'ils furent pris. Chez d'autres enfants du même endroit on obtint le même succès. Bientôt on vit arriver une foule de parents qui, désolés de voir leurs enfants en proie à une affection pour laquelle ils leur faisaient prendre de force des médicaments qui apportaient à peine un léger soulagement, venaient demander des secours à celui qui avait guéri si facilement les précédents, et eurent quelques jours après le bonheur de voir leurs enfants prendre non-seulement sans répugnance, mais avec plaisir, un médicament qui leur rendait à la fois la vie et la santé. Enfin, plusieurs centaines se présentèrent dans le cours de cette épidémie et furent, par le même moyen, délivrés en huit à dix jours. Dans tout ce nombre, que j'ai pu facilement observer, il n'y en eut qu'un qui, à la seconde dose, fut saisi de quelques mouvements convulsifs, qui effrayèrent la mère et empêchèrent de continuer le remède. Je présume que le médicament avait été mal pesé, et que ce n'est qu'à une méprise qu'est dû ce léger accident. Mais un fait contre plusieurs centaines pourrait-il être mis en présence? Je demeure donc intimement convaincu que la poudre de la racine de belladone est un spécifique contre la coqueluche, s'il est vrai qu'il en existe.

» Si ce moyen a été si long-temps ignoré, je crois qu'on doit l'attribuer à deux causes principales : la première, c'est qu'on employait la plante dès le début, ce qui produisait rarement de bons effets ; la seconde, c'est qu'on était trop timide pour la dose qu'on désirait employer ; cette timidité est bien justifiée par l'action énergique de cette plante sur l'économie animale; mais, en suivant un juste milieu, rien n'est à craindre. Il est certain que la belladone est excitante ; du moins on observe qu'elle provoque la sueur, accélère le pouls, donne de la sécheresse à la bouche, etc. Elle peut donc augmenter les irritations auxquelles on l'oppose. Il suit de là que la coqueluche, dont le début et la première période, qui n'est qu'une irritation à laquelle on doit opposer des antiphlogistiques, doit nécessairement être exaspérée à cette époque par la belladone. Cependant il n'en est pas toujours ainsi, car j'ai vu des enfants chez lesquels on l'avait employée à cette époque, qui ne s'en étaient pas mal trouvés ; au contraire, ils en avaient été légèrement soulagés. J'ai remarqué aussi que cela avait principalement lieu chez les enfants faibles et nerveux. Quoique le système nerveux soit prédominant chez tous les enfants, il en est cependant chez lesquels il prédomine davantage. Mais, règle générale, si on veut obtenir de bons effets de la belladone dans cette affection, il faut qu'elle soit employée dans la seconde période, quand les symptômes inflammatoires ont disparu, vers le dix ou douzième jour. Elle a un effet d'autant plus marqué que l'époque où on l'emploie est plus éloignée de la période inflammatoire; il est toujours prudent de ne pas l'employer avant cette époque. »

Nous l'avons dit déjà, cette thèse, imprimée en 1822 à Paris, est le premier écrit *ex professo* qui ait paru en France sur les propriétés médicinales de la belladone, c'est-à-dire dans un temps où cette plante y était à peine connue de nom et n'avait point encore pris rang dans la matière médicale et dans les officines. Au temps de nos premiers essais sur la belladone (en 1815), faits de concert avec notre parent et ami le docteur Vernaelde, praticien distingué dans le département du Nord, nous ne connaissions en France que le docteur Marc qui l'eût employée à cette époque, et seulement sur trois sujets.

Voici la méthode thérapeutique ou les règles que nous avons établies relativement au mode d'administration de la belladone depuis les années 1817 et 1818 : la dose se règle sur le nombre de mois de l'enfant : autant de fois cinq centigrammes, c'est-à-dire autant de grains qu'il y a de mois d'âge, à donner en douze jours. Ainsi, pour un enfant de six mois, on donnera trente centigrammes (six grains) en douze jours ; un enfant de deux ans et demi ou trente mois, on prendra un gramme et demi (trente grains) en douze jours. Pour les enfants au-dessus de six ans, on ne dépasse pas la dose de trois grammes (deux scrupules) pour douze jours, et toujours en trois fois. Exemple d'une formule pour un enfant de trois ans ou trente-six mois :

Pr. Poudre de racine de
belladone. . . . . 2 gramm. (36 grains).

Divisez en douze paquets égaux.

Mode d'administration. On donnera un paquet par jour en trois fois, un tiers matin, midi et soir, délayé dans une cuillerée de lait sucré. S'il y a des vomissements, on fera en sorte, s'il se peut, de donner la poudre immédiatement après une crise de vomissement et de toux. Avant d'administrer ce remède, on combattra les symptômes phlegmasiques ou pléthoriques par les sangsues, etc.; et, en général, on ne le commence pas avant le dixième ou le douzième jour, ou même quelquefois le quinzième. Enfin on attend que les quintes aient pris leur caractère propre, spécifique ou *pertussique.*

Il paraîtrait, d'après plusieurs médecins, que la belladone aurait été impuissante dans quelques épidémies, ou du moins qu'elle n'y aurait été que d'une utilité fort secondaire. Nous n'avons pas le droit de nier la justesse et l'exactitude de ces observations pour ne pas les avoir faites nous-même. Nous voulons croire que les préparations de belladone employées dans ces épidémies étaient de bonne qualité et toutes semblables à celles que nous faisons avec la belladone toute fraîche tirée de notre jardin botanique. Cependant, si ces insuccès ont réellement été constatés, ne peut-on pas les attribuer à l'exiguïté de la dose de la belladone administrée dans ces épidémies? C'est du moins ce qui nous est arrivé dans nos premiers essais; et nous n'avons obtenu de succès positifs et constants que lorsque nous avons donné ce médicament suivant les règles que nous avons établies en 1817 (Voir la page 48). De plus, il faut noter que nous n'employons que la *racine* de belladone contre la coqueluche.

Si nous avions réellement bien et dûment constaté l'inefficacité de la belladone dans quelque épidémie, nous aurions, à l'exemple de Sydenham, de Stoll, etc., étudié, avec tout le soin dont nous sommes capable, le caractère et le génie de cette épidémie de coqueluche, afin de nous assurer si elle était de nature inflammatoire, catarrhale, bilieuse, muqueuse, etc. De plus, nous aurions examiné avec un égal soin le caractère de la constitution médicale, de la saison, de l'épidémie, des maladies courantes de l'année et même de l'année précédente, afin d'en établir ou d'en constater la corrélation avec l'épidémie de coqueluche actuellement régnante. De là, nous aurions fait découler les indications thérapeutiques. Si, par exemple, le génie épidémique eût été inflammatoire, nous aurions insisté davantage sur les médications antiphlogistiques; s'il eût été catarrhal, bilieux ou muqueux, nous aurions fait prévaloir les médications évacuantes, vomitives, etc., sauf à recourir ensuite au sédatif spécial, à la belladone, après la destruction ou l'atténuation des divers éléments morbides. Tel eût été et serait toujours notre plan de conduite dans la réalisation de l'espèce présente, ainsi que dans celle de toute autre espèce possible.

13. TOUX NERVEUSE CHEZ LES ADULTES.

C'est ici toute espèce de toux qui n'est point produite par une cause phlegmasique, organique, catarrhale, etc.; fût-elle même vermineuse, rhumatismale, humorale, herpétique, psorique, métastatique, etc., et catarrhale même chronique; car, comme nous le verrons plus loin, nous employons la belladone contre toutes les toux, hors seulement celles qui sont déterminées par des phlegmasies *aiguës* des poumons, de la plèvre ou de la muqueuse bronchique. Voici donc le remède ordinaire que nous avons souvent administré contre toutes ces espèces de toux et surtout contre la toux purement nerveuse ou réputée telle.

Pr. Infusion de coquelicot.	180 gram.	(6 onces).
Extrait de belladone. .	20 centigr.	(4 grains).
Sirop de guimauve. .	60 gram.	(2 onces).
Eau de fleurs d'oranger.	15 gram.	(1/2 once).

Faites une potion.

à la p. 61 conjointement avec les fumigations des feuilles de la même plante, prises par la bouche ou par les narines.

16. VOMISSEMENT RÉPUTÉ NERVEUX, SPASMODIQUE OU ATONIQUE, C'EST-A-DIRE NON DÉTERMINÉ PAR DES MALADIES AIGUES, FÉBRILES OU PHLEGMASIQUES, DES AFFECTIONS BILIEUSES, LE CHOLÉRA, ETC., ET SURTOUT INDÉPENDANT DE TOUTE LÉSION PHLEGMASIQUE OU ORGANIQUE DE L'ESTOMAC, ETC.

Depuis au moins vingt-cinq ans nous employons avec le plus grand succès la poudre de Colombo contre ces sortes de vomissements. Une grande expérience nous autorise à croire que, dans l'espèce, ce précieux médicament est doué d'une sorte de spécificité qui approche de celle du quinquina dans les fièvres intermittentes. Nous estimons que, dans cinquante cas au moins, cette poudre n'a pas manqué une seule fois d'arrêter ou de suspendre ces vomissements, et le plus souvent dès les premiers moments de son emploi. Nous en avons vu s'arrêter le premier jour de l'administration de ce remède, quoiqu'ils durassent depuis des années et qu'ils fussent journaliers. Nous ne voulons pas dire que nous ayons employé cette précieuse, cette héroïque substance cent ou deux cents fois pour ne pas avoir l'air d'exagérer; nous nous bornons au chiffre *cin-*

quante, afin de ne pas paraître dépasser les limites du vrai : et après tout cinquante cas de succès constants et bien constatés, en bonne et saine thérapeutique, ont autant de valeur et prouvent moralement autant que deux cents faits semblables d'une semblable affection.

Autrefois nous donnions toujours la poudre de Colombo à la dose de quatre grammes (un gros) par jour, en trois fois. Mais depuis douze à quinze ans, nous avons reconnu que la moitié ou deux grammes suffisaient, parce que notre poudre est toujours identique, homogène, récente, de la meilleure qualité possible, et obtenue de la racine de Colombo prise constamment à la même source (chez M. Menier, rue des Lombards, à Paris). Cependant, comme cette substance est très-peu ou généralement point employée, il s'ensuit naturellement que les pharmaciens et les droguistes ne la conservent, en quelque sorte, que comme objet pharmaceutique ou pharmacologique, plutôt que comme substance usuelle ou propre à l'usage médicinal ; et de là résulte naturellement aussi que cette poudre se détériore ou devient inerte par vétusté. C'est pourquoi nous conseillons d'en donner une dose un peu forte, comme celle par exemple indiquée dans la formule suivante :

Pr. poudre de Colombo 30 gram. (1 once).
Divisez en . . . . 8 paquets.

Mode d'administration. Un paquet par jour en trois fois, un tiers, matin, midi et soir, délayé dans deux ou trois cuillerées de vin rouge, ou dans du pain à chanter, et une heure avant le repas.

Usage. Contre les vomissements purement nerveux, spasmodiques ou atoniques, par débilité; les vomituritions glaireuses, pituiteuses, sans irritation ou complication phlegmasique. S'il existe en même temps quelque douleur purement nerveuse, gastralgique ou gastrodynique, on peut faire mêler très-exactement à cette poudre quarante, cinquante ou soixante centigrammes (huit, dix à douze grains) d'extrait aqueux thébaïque, ou plutôt on donnera chaque jour deux pilules calmantes prises séparément au moment des plus fortes douleurs. Si l'on rencontrait des aigreurs incommodes, on pourrait ajouter à la poudre antivomitive huit grammes (deux gros) de magnésie. On ne parle point ici de la complication phlegmasique; car dès lors le colombo n'est plus directement indiqué, et il ne pourrait le devenir à très-faible dose, dans quelques gastrites chroniques, qu'après qu'on aurait détruit l'élément inflammatoire par les moyens appropriés, etc., comme nous le verrons ailleurs.

17. GASTRALGIE (DOULEUR NERVEUSE DE L'ESTOMAC). GASTRODYNIE (DOULEUR RHUMATISMALE DE L'ESTOMAC). ENTÉRALGIE (DOULEUR NERVEUSE DE L'INTESTIN). ENTÉRODYNIE (DOULEUR RHUMATISMALE DE L'INTESTIN). GASTRO-ENTÉRALGIE (DOULEUR NERVEUSE GASTRO-INTESTINALE). GASTRO-ENTÉRODYNIE (DOULEUR RHUMATISMALE GASTRO-INTESTINALE).

On voit d'aprés cela que les mots ἀλγὸς et ὀδύνη signifient douleur, l'un comme l'autre. Cependant nous employons le premier pour exprimer des douleurs nerveuses, et l'autre pour distinguer un principe ou une douleur rhumatismale. En voici d'autre exemples :

Cystalgie (douleur nerveuse de la vessie);
Cystodynie (douleur rhumatismale de la vessie);
Métralgie (douleur nerveuse de l'utérus);
Métrodynie (douleur rhumatismale de l'utérus) (1).

Tout le monde sait que la douleur rhumatismale de la poitrine ou des parois thoraciques est appelée *pleurodynie* par tous les médecins. Pourquoi donc ne pas étendre ce genre d'appellation à toutes les douleurs rhumatismales qui se

(1) On sait que pour les phlegmasies on a adopté la terminaison en *ite*, comme *gastrite*, *hépatite*, excepté cependant pour les phlegmasies du poumon et de la plèvre que l'on continue d'appeler *pneumonie* et *pleurésie*. Il serait plus normal de dire *pneumonite* et *pleurite*.

fixent sur certains organes ou appareils viscéraux, au lieu de s'en servir indistinctement pour désigner des douleurs nerveuses ou rhumatismales, comme le font la plupart des auteurs? On éviterait par là de mettre la confusion dans la nomenclature et dans la pathologie. On reconnaît qu'une douleur interne et viscérale est rhumatismale par la préexistence ou la concomitance de douleurs rhumatismales externes, ou la coexistence habituelle d'un élément ou d'un principe rhumatismal.

Nous traitons toutes les douleurs internes quelconques, surtout abdominales, par les préparations opiacées, pourvu qu'il n'y ait ni fièvre aiguë, ni phlegmasie aiguë (1), ni goutte; ou plutôt nous

(1) Nous exceptons la dysenterie aiguë ordinaire qui cède communément à l'opium seul. Combien de dysenteries n'avons-nous pas guéries en un, deux ou trois jours au plus, avec l'opium seul à haute dose, l'eau de riz et la bouillie pour toute nourriture! Je regarde cette méthode calmante comme bien plus efficace, plus prompte et plus commode que l'application des sangsues à l'anus, conseillée par Broussais d'une manière beaucoup trop exclusive. Si, comme il le prétend, la dysenterie est toujours de nature inflammatoire, c'est-à-dire une phlegmasie *exquise et légitime*, comme disaient les anciens, pourquoi la guérit-on presque spécifiquement par l'opium? Il faut donc admettre ici un autre genre d'inflammation spécifique, *sui generis*, différente de l'entérite ou de la gastro-entérite aiguë, c'est-à-dire une inflammation *illégitime et bâtarde*, que l'on guérit presque spécifiquement par l'opium. Si la thérapeutique est le *criterium* de la nature des maladies, suivant cette maxime-hippocratique : *Morborum naturam curationes ostendunt*, il faudra demeurer persuadé que la nature de la dysenterie ordinaire est à peu près la même que celle du choléra sporadique; car ces deux maladies se traitent par l'opium avec un égal succès.

Je sais que l'opium ne convient pas dans tous les cas. Les dysenteries très-inflammatoires avec beaucoup de fièvre exigent les saignées. Dans certaines épidémies, on administre avec beaucoup d'avantage les évacuants, les vomi-

combattons par l'opium, qui est le remède de la douleur, toutes les maladies chroniques douloureuses. S'il existe avec l'élément douleur un élément ou un principe rhumatismal interne ou externe, rentré ou non, nous employons conjointement avec l'opium les rubéfiants ou vésicants dérivatifs ou révulsifs et autres moyens appropriés. Il surgit donc ici un point de pratique qui justifie parfaitement la distinction ci-dessus établie.

Nous pensons que sans l'opium il n'y aurait point de thérapeutique possible pour les maladies chroniques. Qu'on nous prive de la puissance de ce médicament enchanteur, de ce doux et bienfaisant remède que l'on donne encore alors même qu'on ne donne plus aucun remède; et dès demain nous renonçons à la pratique de la médecine. Sydenham rendait grâces à Dieu d'avoir donné aux hommes l'opium pour les guérir de ce grand nombre de maux qui les accablent; il ne se passe pas un seul jour dans l'année que nous ne donnions l'opium sous la forme pilulaire. C'est ce que nous appelons *pilules calmantes* que nous avons administrées des milliers de fois avec le plus grand succès. Elles se font avec l'opium brut convenablement mondé et préparé avec un peu d'alcool, chaque

tifs, c'est-à-dire l'ipécacuanha et les purgatifs; dans d'autres cas, il faudra des toniques combinés avec les calmants, etc.; enfin il faut varier les médications et les adapter avec diverses indications fournies par les différents éléments morbides et le génie particulier de l'épidémie.

pilule est d'environ trois centigrammes (deux tiers de grain). On en donne ordinairement une matin et soir, une ou deux heures avant les repas, ou trois à quatre heures après, et surtout au moment où l'on souffre davantage. On peut les remplacer avec beaucoup d'avantage (et même on le doit, quand les malades sont très-nerveux et très-sensibles à l'opium) par la formule suivante :

Pr. Extrait aqueux thébaïque. 1 gram. (18 grains).

Pour trente pilules, une matin et soir comme ci-dessus. Pour les personnes très-nerveuses on commence par une pilule le premier jour, que l'on donne même en deux fois. Les raisons qui nous ont déterminé à préférer, dans la généralité des cas, l'opium brut convenablement préparé, mais conservant néanmoins sa partie résineuse, ce sont la cherté de l'extrait aqueux, la sophistication très-facile et assez fréquente, dit on, de ce dernier, et enfin notre immense consommation de l'opium.

18. CONSTRICTIONS ET FISSURES DE L'ANUS, CONSTRICTION DU COL DE L'UTÉRUS, RÉTENTION D'URINE PAR CONTRACTION SPASMODIQUE DU COL DE LA VESSIE OU DE L'URÈTRE, PARAPHIMOSIS, HERNIES ÉTRANGLÉES, ETC.

Dans tous ces cas, nous employons ordinairement avec succès la pommade suivante :

Pr. Extrait de belladone. . 4 gram. (1 gros).
Cérat. . . . . 15 gram. (1/2 once).

Mêlez très-exactement. On fera des onctions plusieurs fois par jour sur les parties affectées.

Nota. Dans les cas de hernies étranglées, on fait à des intervalles très-rapprochés des frictions douces avec cette pommade sur l'anneau inguinal, jusqu'à ce qu'on obtienne de l'effet. La moitié de la massé peut être consommée dans la journée, et même davantage ou la totalité, s'il est nécessaire. On pourrait aussi se contenter d'appliquer sur la région inguinale un linge fin sur lequel on aurait étendu huit grammes (deux gros) d'extrait de belladone. Cette application a été suivie plusieurs fois d'un plein succès. Si dans le cas de constriction de l'anus avec fissure, la pommade de belladone est insuffisante, on peut employer, à l'exemple de M. Bretonneau, l'extrait de ratanhia en lavement, quatre à huit grammes (un à deux gros) sur cent vingt-cinq grammes (quatre onces) d'eau et deux grammes (un demi-gros) d'eau-de-vie pour un quart de lavement matin et soir.

DEUXIÈME PARTIE.

PHLEGMASIES.

---

1. OPHTHALMIE CHRONIQUE AVEC SES SUITES ET SES DÉPENDANCES.

Bien que notre sujet ne le demande pas, nous ne pouvons nous dispenser de mentionner en passant le traitement de l'inflammation aiguë de l'œil, quand ce ne serait que pour la saisir à son passage à l'état chronique.

Si l'ophthalmie est intense et franchement inflammatoire, nous commençons ordinairement par les saignées générales, ou du moins, selon les circonstances, par de fortes applications de sangsues à l'anus, aux jugulaires ou derrière les oreilles, et presque jamais autour des yeux, ni aux paupières, ni aux tempes : car très-souvent nous avons vu les ophthalmies s'aggraver sous l'influence de ces applications trop locales, et pour deux raisons selon nous; d'abord, parce que ordinairement on les met en trop petit nombre, ce qui fait que plus de sang est attiré qu'il n'y en a d'évacué, et par conséquent l'irritation s'en accroît à proportion ; en second lieu, ces sortes d'applications sont souvent faites contre les règles de l'art et contre les principes de la théorie des fluxions, parfaitement développée par Barthez, c'est-à-dire qu'on applique les sangsues trop tôt, au commencement de la fluxion, avant qu'elle soit arrivée à son *état* ou à son *summum*, et par là on la complète et on la consomme. Nous avons constaté un très-grand nombre de fois ces résultats fâcheux; et depuis plus de vingt ans nous avons généralement renoncé aux applications de sangsues autour des yeux ou aux tempes. Pour qu'elles ne nuisissent point, il faudrait qu'on les mît en nombre considérable, afin que l'évacuation fût large et abondante.

Nous n'employons d'autre collyre que des réfrigérants répercussifs, c'est-à-dire des compresses froides trés-souvent renouvelées ou rafraîchies par de fréquentes irrigations d'eau froide. Depuis que nous avons recours à ce puissant sédatif, nous voyons bien moins souvent survenir ces funestes inflammations après l'opération de la cataracte, lesquelles, comme on sait, en compromettent si souvent le succès pour ne pas dire qu'elles le rendent trop souvent absolument nul.

Au moment où nous écrivons ceci, un vieillard robuste et sanguin, opéré depuis huit jours sous l'influence de cette médication réfrigérante, a été exempt de toute inflammation. Maintenant il voit très-bien d'un œil et faiblement de l'autre où il y a une semi-ascension, mais sans inflammation. Il est vrai, avant l'opération, ce malade avait été saigné et purgé. Un autre malade fut opéré il y a quelques semaines. Il voulut partir le jour même contre toutes les règles de la prudence, et fit deux lieues à cheval. A l'aide de simples compresses froides, il n'a éprouvé aucune inflammation et voit très-bien aujourd'hui. Avant l'opération il n'avait subi aucune préparation.

Si l'ophthalmie est moins inflammatoire, et qu'elle semble revêtir un caractère que nous appelons *séreux* et *catarrhal*, lequel se décèle par la faiblesse du sujet, une sensibilité oculaire moindre ou nulle, un état œdémateux de la conjonctive qui est d'un rouge pâle ou blafard, l'œdème des paupières, très-peu ou point de fièvre, etc. Dans ces cas nous sommes très-réservé sur l'emploi des émissions sanguines, mais nous insistons davantage sur celui des révulsifs, des dérivatifs, des purgatifs et des collyres plus ou moins stimulants.

Si les antiphlogistiques ne procurent pas la résolution de l'ophthalmie et que par cet insuccès elle passe à la troisième période que nous assimilons au commencement de l'état chronique, nous avons de suite recours aux dérivatifs puissants et aux collyres plus ou moins excitants; c'est-à-dire que nous appliquons un large vésicatoire à la nuque. Il y a plus, si le cas est fort grave, s'il y a chémosis, que la cornée commence à s'obscurcir, à se troubler, à offrir les diverses teintes, opaline, brunâtre, verdâtre, jaunâtre, roussâtre, ou *pierre à fusil*, comme dit Wardrop, rougeâtre, etc. (on sait que toutes ces teintes traduisent les diverses nuances de kératite), et qu'en un mot l'œil soit menacé d'une désorganisation prochaine, et plus encore, si celle-ci est déjà commencée et en progrès; dans cette conjoncture extrême, nous faisons établir sur-le-champ un séton à la nuque avec un vésicatoire au-dessous, que l'on entretient jusqu'à ce que le séton soit en pleine suppuration. On peut y joindre l'emploi des révulsifs comme des purgatifs plus ou moins répétés. Voilà, certes, une médication bien active et qui paraîtra un peu violente peut-être. Si ce traitement éminemment énergique et perturbateur n'est pas du goût de quelques femmelettes, il n'en est pas moins vrai qu'il a sauvé la vue à un grand nombre de personnes, qui très-probablement l'eussent perdue avec des moyens moins actifs. Nous devons le dire encore, aucun traitement, à nos yeux, n'égale en puissance thérapeutique cette double médication alors qu'une ophthalmie est sur le point de désorganiser les yeux. Dans les cas ordinaires mais graves et sans urgence extrême, le séton seul suffit, et quelquefois même le vésicatoire. Nous employons en même temps et dans tous les cas les collyres plus ou moins excitants et résolutifs, comme celui, par exemple, fait avec l'acétate de plomb liquide, deux grammes (demi-gros) ou soixante centigrammes (douze grains) d'acétate de plomb cristallisé, sur cent vingt-cinq grammes (quatre onces) d'eau de roses pour lotions, cinq ou six fois dans la journée. De plus, on instille dans l'œil deux gouttes, matin et soir, d'une solution de nitrate d'argent cristallisé, cinq centigrammes (un grain) de sel sur quinze grammes (demi-once) d'eau distillée. C'est d'après les médecins anglais ou américains, Mackensie, Guthrie, Lawrence et surtout Merlin, que nous employons cet excellent modificateur des ophthalmies chroniques. Ce doux cathérétique commence à devenir d'un usage presque général contre ces ophthalmies, les taies et les ulcérations de la cornée. On peut même étendre son emploi aux ophthalmies aiguës, mais alors on en diminue la dose, cinq centigrammes (un grain) sur trente grammes (une once) d'eau distillée.

A une période plus avancée, lorsque la première irritation est plus ou moins atténuée ou même presque entièrement détruite, mais qu'en même temps néanmoins la cornée s'est obscurcie, s'est couverte d'une espèce de nuage qui est le produit d'une matière lymphatique ténue, épanchée dans la conjonctive cornéale, ou entre la conjonctive et la cornée, ou même entre les lames de celle-ci; ou enfin, lorsqu'on aperçoit des taies, des petites ulcérations, ou des abcès dans l'épaisseur de la cornée, etc.; dans tous ces cas, suites graves de kératite, nous insistons davantage sur les excitants, et nous remplaçons les collyres saturnins par celui de sulfate de zinc, un gramme trente centigrammes de ce sel (un scrupule) sur cent vingt-cinq grammes (quatre onces) d'eau de roses, ou plutôt nous administrons celui de sulfate de cuivre un gramme (dix-huit grains) sur la même quantité de véhicule. Ne craignez pas le cuivre; le cuivre, a-t-on dit, est l'ami de l'œil comme le fer est l'ami de l'estomac. En même temps on continue les instillations de la solution de nitrate d'argent dont on augmente quelquefois la force dans des cas graves ou rebelles, en en mettant quinze centigrammes (trois grains) ou même davantage, sur trente grammes (une once) d'eau distillée.

Nous avons aussi employé, mais en vain, la méthode du docteur Pamard, c'est-à-dire le calomelas à haute dose, deux grammes (demi-gros) par jour et jusqu'à salivation. Nous n'avons essayé, il est vrai, cette médication que dans deux cas d'ophthalmie fort graves, et, nous le répétons, sans effet appréciable. Nous ne devons point parler ici des diverses médications qu'exigent les ophthalmies spécifiques : cela n'apprendrait rien de nouveau aux praticiens.

D'ailleurs, comme on sait, elles se traitent, pour le fond, par les principes généraux.

Quant à l'ophthalmie granuleuse, quelle que soit son espèce, spécifique ou ordinaire, que la conjonctive soit oculaire ou qu'elle soit palpébrale (blépharite), on emploie les collyres excitants et astringents ci-dessus mentionnés; et, s'ils sont insuffisants, on touche les granulations avec un cristal de sulfate de cuivre, et même, au besoin, avec un crayon de nitrate d'argent, ce qui généralement ne se fait que dans les cas de blépharite granuleuse ou conjonctive palpébrale granuleuse. Immédiatement après cette opération on instille dans l'œil quelques gouttes d'eau froide. Nous préférons ordinairement au nitrate d'argent un cristal de sulfate de cuivre comme caustique plus maniable, plus doux et également efficace.

Dans quelques circonstances où la sensibilité de l'œil se réveillait facilement, nous avons associé aux instillations cathérétiques celles de laudanum de Sydenham, deux ou trois gouttes, matin et soir. On sait que le laudanum a été beaucoup préconisé dans ces derniers temps contre les simples taies, indépendamment de la circonstance de la sensibilité oculaire. Mais quand celle-ci est fortement exaltée, soit par l'inflammation de l'iris ou de la rétine, soit par une irritation purement nerveuse ou une excessive susceptibilité du malade, soit enfin par un vice scrofuleux qui a déterminé une véritable photophobie (on sait combien sont fréquentes ces exaltations excessives de la sensibilité optique dans les ophthalmies scrofuleuses des enfants); dans tous ces cas nous employons avec un très-grand avantage le collyre suivant :

Pr. Eau de roses. . . . 125 gram. (4 onces).
Extrait de belladone. 2 gram. (1/2 gros).

Dissolvez.

Mode d'emploi. On s'en lave les yeux quatre ou cinq fois par jour, et on y maintient appliquée une compresse imbibée de la même liqueur.

Si l'on aperçoit sur la cornée de petits ulcères ou quelque tendance aux érosions ulcéreuses, on les cautérise avec le nitrate d'argent fondu, taillé très-fin, ou, ce que nous pratiquons le plus souvent, avec un cristal très-pointu de sulfate de cuivre. On peut avec le même cristal toucher les points lacrymaux relâchés, dans le but de combattre un épiphora incommode ou un commencement d'obstruction des conduits lacrymaux.

Si les taches de la cornée résistent à tous les collyres liquides, et qu'il n'y ait d'ailleurs aucune irritation dans l'œil, on peut essayer comme dernier moyen le collyre sec suivant :

Pr. Calomel (à la vapeur) . } 60 centigrammes.
Oxide de zinc (tuthie). } (12 grains).
Sucre candi . . . . . }

Mêlez exactement et réduisez en poudre impalpable.

Mode d'emploi. On fera des insufflations, matin et soir, au moyen d'un tuyau de plume. Si l'œil en devenait notablement rouge, enflammé et douloureux, on cesserait de suite. Nous avons eu rarement recours à cette poudre ordinairement avec assez peu d'effet et toujours en causant plus ou moins d'irritation.

Lorsque les deux yeux présentent des taies centrales et indélébiles ou leucomatiques, nous faisons instiller dans les yeux deux gouttes d'une solution concentrée d'extrait de belladone. On renouvelle ces instillations tous les deux ou trois jours, et tous les jours s'il est nécessaire. Nous avons eu recours quelquefois au même moyen dans quelques cataractes centrales. A l'aide de ces instillations, nous avons parfois rendu une sorte de vue à quelques aveugles, qui les mettait à même de se conduire et de se livrer à certains petits travaux. Un fait curieux s'est offert à notre observation en 1815 ou 1816. Il est consigné dans la thèse de M. le docteur Mazier, sur la belladone. Voici comment il le raconte : « Pourrait-on exprimer la joie d'un homme qui, privé de la vue depuis un grand nombre d'années, n'a pu un seul instant jouir du bonheur de voir sa famille, les personnes qu'il aime, qu'il chérit, qui souvent sont nées depuis son infirmité, et qui tout à coup recevrait la vue, ne serait-ce que pour quelques heures, et qui pourrait pendant ce temps jouir du bonheur dont il est depuis si long-temps privé? C'est cependant la position où se trouva une dame de Dunkerque à laquelle M. Debreyne appliqua la belladone. Cette dame, depuis plus de vingt ans, n'avait pu voir ses enfants qu'elle chérissait, et qui eurent eux-mêmes des enfants dont la présence n'avait fait qu'éveiller sa curiosité sans la satisfaire, et qui, loin de lui procurer quelques jouissances, n'étaient pour elle qu'un sujet continuel de privations. M. Debreyne s'étant aperçu que, malgré l'opacité du cristallin, la rétine avait conservé toute sa sensibilité, appliqua la belladone sur les yeux de cette bonne mère, et posa dessus des compresses qu'il ne leva que pour lui faire voir tout ce qui l'entourait. Quelle jouissance après vingt ans de cécité! Ce sont cependant là les effets d'une simple application de belladone; aussi ce moyen entre les mains des charlatans était-il le plus beau titre à leur gloire, puisqu'on se rappelle que quelques-uns d'eux rendaient en un instant, et sans opération, la vue aux aveugles. On peut voir par ce qui précède quels avantages on peut retirer de cette médication dans l'opacité de quelques-unes des membranes ou humeurs de l'œil, qui occasionne une cécité complète en permettant cependant l'introduction de quelques rayons lumineux par une grande dilatation de la pupille. Cela pourrait être employé non-seulement dans les cas où aucune opération ne peut rendre la vue, mais encore dans ceux où l'opération n'est que retardée, soit par un défaut de maturité de la cataracte, soit par toute autre cause. Dans ces cas, l'usage de cette plante rend plus doux au malade les moments qui le séparent de l'opération qui doit lui rendre la vue. C'est ainsi qu'un malheureux journalier de mon département pouvait, après s'être fait conduire chez M. Debreyne, s'en retourner seul après cette application, et pouvait pendant deux ou trois jours se livrer à des occupations qui demandaient peu d'application de la vue, et passer ainsi plus agréablement le temps qui le séparait de l'opération; mais, comme ce bénéfice du remède ne durait que trois jours, on lui procurait une solution concentrée d'extrait de belladone avec laquelle il se rendait la vue quand elle commençait à s'affaiblir. Ce fait prouve que ce moyen, dont il a usé pendant près d'un an toujours avec le même avantage et sans le moindre accident, peut être employé sur la conjonctive pendant long-temps sans causer la paralysie de la rétine, ce qui est quelquefois la suite de son usage prolongé à hautes doses à l'intérieur. »

Pendant que nous relisons ce travail, on nous rapporte que nous avons donné, il y a un an, une solution concentrée d'extrait de belladone à un homme atteint de cataracte et ne voyant plus pour se conduire. Depuis ce temps (un an) on a instillé chaque jour une goutte ou deux dans les yeux du malade, et sa vue, ajouta-t-on, s'est notablement *fortifiée*, au point qu'aujourd'hui il voit assez pour se conduire.

Nous ne parlons pas ici de l'emploi de la belladone pour préparer à l'opération de la cataracte en dilatant convenablement la pupille, nous passons également sous silence l'application que l'on en fait dans le but de faire rompre des adhérences récentes de l'iris avec les parties voisines, ou de les prévenir après l'opération de la cataracte. Ce sont là toutes choses parfaitement connues de tous les praticiens.

Il est, comme on sait, un genre d'affection des bords des paupières extrêmement fréquent, c'est la phlegmasie chronique des glandes de Meïbomius, ou la lippitude. Nous la combattons avec un succès constant par la pommade suivante :

Pr. Deutoxyde de mercure
(précipité rouge). . 2 grammes (1/2 gros).
Cérat blanc ou jaune. 30 grammes (1 once).

Mêlez très-exactement pendant long-temps, et aromatisez avec quelques gouttes d'huile de thym. Cette pommade, qui est une modification très-simplifiée de celle de Régent et de Desault, est pour nous un vrai spécifique contre la lippitude : mais il faut avoir soin qu'elle soit exactement appliquée sur le bord libre et rouge des paupières. Nous l'employons aussi contre les ophthalmies scrofuleuses, les taies, l'obstruction des points lacrymaux, l'épiphora, etc.

2. CORYZA CHRONIQUE, EMBARRAS, OBSTRUCTION DES CAVITÉS NASALES ET FRONTALES, SUITE DE CORYZA OU D'ENGORGEMENT ET DE RELACHEMENT ŒDÉMATEUX DE LA MEMBRANE PITUITAIRE, ETC.

Un remède qui nous a souvent été très-utile dans ces divers cas, alors que tous les autres, comme vésicatoires, sétons, etc., avaient échoué, c'est la solution suivante :

Pr. Eau de roses. . . . . . . 150 gram. (5 onces).
Acétate de plomb liquide. 8 gram. (2 gros).

Mêlez.

Mode d'administration. Aspirer par le nez ou renifler de cette liqueur plusieurs fois dans la journée.

3. AFFECTIONS BUCCALES, STOMATITE APHTHEUSE OU SCORBUTIQUE; INFLAMMATIONS COUENNEUSE, PULTACÉE OU GANGRÉNEUSE DES ENFANTS; ULCÈRES SANIEUX DES GENCIVES, DES AMYGDALES, DES JOUES, ETC.

Indépendamment des anti-scorbutiques ordinaires usités en pareils cas, comme le vin anti-scorbutique, l'esprit de cochléaria, l'acide hydrochlorique, etc., nous employons plus spécialement avec beaucoup d'avantage l'eau chlorurée selon la formule suivante :

Pr. Chlorure de chaux. 15 grammes (1/2 once).
Eau de fontaine. . . 500 grammes (1 livre).

Dissolvez pour un collutoire.

On peut augmenter la dose du chlorure et le doubler même au besoin. Cette solution doit toujours être préférée aux autres collutoires, toutes les fois que la bouche exhale une odeur plus ou moins fétide ou putride.

Voici la formule d'un gargarisme anti-scorbutique que l'on peut employer à défaut de l'autre :

Pr. Décoction de sauge. . 250 gram. (8 onces).
Esprit de cochléaria. . 30 gram. (1 once).
Acide hydrochlorique
(muriatique). . . . 2 gram. (1/2 gros).
Miel rosat. . . . . . 30 gram. (1 once).

Mêlez pour un gargarisme.

Usage. Contre les aphthes et autres affections buccales atoniques et scorbutiques des adultes : — Pour les aphthes des enfants, de vingt à trente gouttes d'acide muriatique dans une cuillerée de miel dont on touche les aphthes plusieurs fois par jour. C'est ce qu'on appelle le *miel muriatique*, tant vanté par Van Swiéten. Il conviendrait également aux adultes, mais à plus forte dose. — Un des meilleurs moyens pour faire disparaître, en vingt-quatre heures, les aphthes ordinaires et tout à fait commençants, c'est de les toucher plusieurs fois dans la journée avec un cristal taillé fin de sulfate de cuivre, ou avec le nitrate d'argent. Le premier est plus doux et d'une application plus commode : il est d'ailleurs aussi sûr. — Pour le relâchement de la luette, on touche cette dernière avec une solution d'alun concentrée, quatre grammes (un gros) par trente grammes (une once) d'eau de fontaine. On pourrait même donner l'alcoolat de cochléaria tout pur et sans aucun mélange.

Voici un principe général que nous croyons très-fécond en applications thérapeutiques :

Toute lésion *circonscrite*, soit du tissu cutané, soit du tissu muqueux, produite par une cause interne ou par une cause externe, mais vireuse, toxique ou septique, et manifestée par érosion, ulcération, tache, phlyctène, bouton, pustule, papule, etc., doit être généralement, s'il est possible, cautérisée dès sa naissance. Cette sage prophylaxie peut souvent empêcher de graves désordres, de vastes ravages dans les systèmes cutané et muqueux, ou même quelquefois prévenir des maladies générales et mortelles. Quant aux piqûres des divers insectes, on se contentera de les *cautériser* par des lotions anti-septiques, acétiques ou ammoniacales.

Ces inflammations buccales et gutturales, ou plutôt ces affections couenneuses et pultacées des enfants, nous rappellent le douloureux souvenir d'une épidémie de diphtérite qui a dévasté, dans le courant de l'été de 1833, toutes nos communes circonvoisines; et, dussions-nous encourir le reproche de sortir du plan que nous nous sommes tracé, nous ne pouvons nous dispenser d'en dire incidemment au moins quelques mots. D'ailleurs, le traitement de cette épidémie ayant offert quelque chose de spécial et d'extraordinaire, nous maintient par là même, en quelque sorte, dans les limites de notre sujet.

Cette terrible épidémie d'angine couenneuse a sévi particulièrement sur la classe des pauvres (femmes et enfants). Un grand nombre d'enfants sont morts par la négligence et l'incurie des parents; et les adultes, qui n'ont subi aucun traitement ou seulement à la dernière période, ont également succombé, pour la plupart, à la violence de ce fléau dévastateur. Au contraire, on a sauvé presque tous ceux qui ont été régulièrement traités. Voici quel fut le traitement : saignées abondantes, répétées et suivies d'applications de sangsues à l'épigastre et quelquefois sur le devant de la poitrine; et, chez les enfants, des sangsues à l'épigastre seulement, accompagnées et suivies de vomitifs chez tous; ou plutôt on donnait des vomitifs presque de deux jours l'un. Chose singulière, très-rarement on a appliqué les sangsues à la gorge; parce que cette médication, quoique fort raisonnable d'ailleurs, était rejetée avec horreur par le peuple, comme dangereuse. Et, en effet, on a reconnu qu'elle avait été dès le principe réellement nuisible, bien qu'elle fût faite selon toutes les règles de l'art. C'est là une de ces bizarreries thérapeutiques qui tiennent au caractère et au génie d'une épidémie, que le peuple constate comme le médecin, et que le médecin n'explique pas mieux que le peuple. Dans le cours de cette épidémie, on a fait très peu de cautérisations, et on avait fini par les regarder comme inutiles ou du moins comme insuffisantes. Cependant, si nous avions aujourd'hui une pareille épidémie à traiter, nous insisterions davantage sur ce genre de médication, conformément au principe que nous venons de formuler à la page 76, et qu'alors nous n'avions point encore assez médité. Assez souvent des gargarismes stimulants ont été utiles. Ils étaient faits avec l'acide hydrochlorique ou le chlorure d'oxyde de sodium. Quelquefois on a employé des vésicatoires d'une manière locale ou générale, selon la circonstance et le besoin. Dans quelques cas très-graves ou très-opiniâtres on a donné le calomel à haute dose, deux à quatre grammes (demi-gros à un gros), dans la vue de modifier la nature et la composition des humeurs, et surtout dans le but de changer ou de diminuer la plasticité du sang, et de prévenir par là la formation des concrétions albumineuses ou des fausses membranes. Nous étions même décidé à y joindre les frictions mercurielles à très-haute dose, comme dans la péritonite puerpérale; mais l'épidémie s'éteignit et rendit heureusement notre nouvelle médication inutile.

On pense bien que les médecins n'ont pu suffire à traiter un aussi grand nombre de malades répandus dans cinq ou six communes au moins. Aussi nous n'avons pas balancé à choisir une demi-douzaine de nos élèves les plus instruits et les plus dévoués, et nous les avons chargés de faire face à l'épidémie. Munis de nos instructions, ces jeunes gens se sont mis tous à la hauteur de leur mission de dévouement et de charité. Un d'entre eux m'a dit n'avoir perdu que trois malades sur au moins quatre-vingts sujets qu'il avait traités. Souvent ils nous apportaient, comme marque de leur triomphe sur le fléau, de longs fragments de tubes membraneux que les malades avaient vomis. Voilà certes des travaux bien généreux et bien désintéressés; mais ils sont obscurs, et personne ne les remarque : c'est l'œuvre d'une jeunesse pleine d'espérance et d'avenir. A peine entrés dans la carrière médicale, ces jeunes gens ont compris la sublimité de leur vocation et la gravité des devoirs qu'elle leur impose. Ces devoirs découlent de l'esprit de sacrifice, d'abnégation et de dévouement

Ce sont là les qualités qui forment le vrai médecin, le médecin chrétien. Pour lui, la charité n'est pas une vaine formule philanthropique, c'est l'amour des hommes réduit en acte et porté au besoin jusqu'à la perfection du Samaritain de l'Évangile. C'est là en effet l'héroïsme du dévouement et le sublime majestueux de la vertu.

4. ANGINE LARYNGÉE OU TRACHÉALE CHRONIQUE, OU COMMENCEMENT DE PHTHISIE LARYNGÉE OU TRACHÉALE.

Nous n'avons rien de très-spécial à opposer à ces graves lésions. Toutes les fois néanmoins que nous constatons une gêne, un embarras, une douleur fixe à la région laryngée ou trachéale avec altération quelconque de la voix, toux, dyspnée laryngée ou trachéale, etc., nous entretenons un vésicatoire sur le point douloureux, et quelquefois même un petit séton. En même temps nous administrons matin et soir une pilule d'extrait de belladone de cinq centigrammes chaque (un grain), et nous faisons respirer au malade la vapeur qui se dégage d'une décoction de belladone et quelquefois la vapeur balsamique de benjoin. Avant ou après l'emploi de ces moyens, suivant le plus ou moins de gravité du mal ou l'urgence des circonstances, nous avons recours aux douches de vapeurs dirigées sur la région du larynx, et enfin aux topiques permanents dans le but d'intercepter la matière de la transpiration insensible et d'entretenir, par ce moyen, les parties enflammées dans une espèce de bain local. Nous avons vu aussi les bains de mer devenir un adjuvant utile. Nous donnons la gelée de lichen toutes les fois qu'il existe de la toux, quelque légère qu'elle soit, avec un régime féculent et lacté comme dans la phthisie pulmonaire. L'ensemble de ces moyens constitue le traitement qui nous a paru le plus efficace, surtout les suppurations locales long-temps entretenues. Nous avons vu des malades, que nous croyions atteints de phthisie laryngée, guérir de ce mal dangereux en entretenant, pendant des années, une suppuration à la gorge; d'autres encore chez qui la phthisie laryngée avait été suspendue ou enrayée dans sa marche pendant six mois, un an, deux ans, et qui, après ce temps de rémission, ayant subi une recrudescence soudaine, a résisté à toutes les médications de la thérapeutique.

5. CATARRHE PULMONAIRE CHRONIQUE GRAVE (BRONCHITE CHRONIQUE GRAVE) SIMULANT SOUVENT LA PHTHISIE.

Cette maladie, si commune dans les campagnes, est le résultat d'un refroidissement subit et général au moment où le corps est couvert d'une sueur abondante. Les jeunes gens de 18 à 30 ans y paraissent le plus sujets. Ce catarrhe, que nous avons observé et traité des centaines de fois, se reconnaît aisément aux symptômes suivants : la circonstance de la suppression soudaine de la transpiration, toux plus ou moins forte, sèche ou humide, expectoration muqueuse ou pituiteuse, sonorité, râle muqueux ou sibilant, pâleur, amaigrissement, et quelquefois, dans les cas plus graves, fréquence du pouls (85 à 100), chaleur cutanée, faiblesse commençante et progressive. Voilà l'affection catarrhale plus ou moins grave que les gens de la campagne appellent généralement *échauffaison*, pour faire allusion sans doute à la nature de la cause.

Le traitement que nous opposons ordinairement à ce genre d'affection consiste dans l'emploi de la gelée de lichen préparée selon la formule suivante :

Pr. Lichen d'Islande. . 120 grammes (4 onces).

On fait macérer dans quantité suffisante d'eau pendant quinze à dix-huit heures. Après cela, on jette l'eau et on fait bouillir ce qui reste dans un vase de terre avec deux litres d'eau que l'on fait réduire à la moitié; on passe, on presse bien la décoction, et on y ajoute deux cent cinquante grammes (demi-livre) de sucre ou de cassonade; on remet sur un feu très-doux, on enlève la première écume, et on laisse épaissir jusqu'à consistance de sirop.

On prendra cette gelée par cuillerées dans l'espace de six jours, surtout matin et soir, au moment de la toux, et on continuera ainsi plus ou moins long-temps. En même temps on donne ordinairement une pilule de cinq centigrammes (un grain) d'extrait de belladone matin et soir. Pour toute boisson, le malade ne prend qu'une forte décoction d'orge perlé, pure ou coupée avec du lait. Les laitages et les farineux forment la base du régime alimentaire auquel néanmoins on associe ordinairement des œufs, du bouillon gras et des viandes blanches. On s'abstient sévèrement d'acidités, de crudités et de salaisons. On évite avec soin le froid et l'humidité, et surtout le froid des pieds; on porte un gilet de flanelle et on se livre à un exercice modéré et à des promenades fréquentes par un temps doux, serein et sec, etc. — Si le malade accuse de l'oppression, nous appliquons un vésicatoire sur le devant de la poitrine ou sur un des côtés, et surtout sur la région pectorale qui aurait été le siége de quelque douleur ou quelque sensation, quel qu'en fût le caractère, ou qui offrirait quelque obscurité dans sa résonnance, ou enfin lorsque, en ce point, on rencontrerait un commencement de râle crépitant, ou une diminution notable du bruit respiratoire qui annoncerait un commencement d'engouement ou d'engorgement pulmonaire hématoïque ou phlegmasique. Dans tous ces cas, nous entretenons le vésicatoire pendant au moins un mois, et quelquefois bien plus long-temps. Dans quelques circonstances plus graves, on établit un cautère dans les mêmes régions. Nous appliquons assez rarement des vésicatoires au bras, et seulement après la suppression des exutoires pectoraux ; mais presque jamais nous ne commençons par là, bien que l'usage contraire semble prévaloir dans l'espèce. Nous voyons assez rarement ces vésicatoires au bras produire de bons effets, et souvent même ils semblent nuire en fatigant et en affaiblissant le membre par un commencement d'atrophie ; d'autres fois ils débilitent et *tirent sur la poitrine*, suivant l'expression des malades, par l'abondance de la suppuration, que le vulgaire, humoriste-né, est naturellement porté à augmenter encore.

Dans les cas où il y a abondance d'expectoration muqueuse ou puriforme sans fièvre ni chaleur cutanée, etc., nous donnons assez souvent tous les matins un demi-verre de jus de cresson coupé avec du lait, et une infusion d'hysope et de lierre terrestre ou autre infusion aromatique réputée expectorante ; ou même nous administrons nos poudres anti-asthmatiques-expectorantes, si, à ces symptômes d'atonie pulmonaire, il se joint une sorte d'oppression nerveuse (élément asthmatique) démontrée telle négativement par les données que nous fournissent la percussion et l'auscultation. Nous ne faisons jamais saigner du bras dans ces catarrhes pulmonaires chroniques, à moins qu'une complication phlegmasique ou pléthorique ne commande impérieusement ce genre de médication; mais le plus souvent encore, dans ces cas, nous nous contentons de saignées locales à l'aide de sangsues ou de ventouses scarifiées, ou de sangsues à l'anus, etc., si toutefois l'état général le permet.

Ces sortes de catarrhes chroniques dégénèrent quelquefois en phthisie pulmonaire, ou du moins en révèlent exactement la forme extérieure. C'est cet état que, d'après les anciens, nous appelons phthisie catarrhale ou muqueuse, qui peut réellement conduire à la mort sans lésion organique appréciable de la substance pulmonaire. Bayle en rapporte deux exemples; Laënnec en cite un fait aussi. On distinguera cette *phthisie muqueuse* de la phthisie réelle au moyen de la percussion et de l'auscultation; et l'état d'intégrité des poumons fait assez pressentir quel sera le résultat de ce genre d'exploration combinée. Le traitement sera, quant au fond, celui de la phthisie véritable; mais on insistera davantage, dans la phthisie muqueuse, sur l'emploi des toniques généraux, les préparations de quinquina et des toniques spéciaux du système muqueux, comme les balsamiques, etc., si toutefois il n'y a pas trop d'irritation pyrétique ou phlegmasique.

6. PNEUMONIE ET PLEURÉSIE CHRONIQUES.

Symptômes principaux : toux sèche beaucoup moins forte et moins quinteuse que la toux purement catarrhale, douleur légère ou même nulle ordinairement, matité, respiration nulle ou presque nulle, c'est-à-dire absence du bruit respiratoire dans le lieu primitivement ou actuellement douloureux, oppression plus ou moins considérable et progressivement croissante, fièvre lente, amaigrissement progressif, pâleur ou couleur jaunâtre-paille, etc., en un mot beaucoup d'analogie avec le catarrhe chronique grave; la pneumonie chronique est au reste assez rare. Dans la pleurésie, la douleur a été plus vive, plus aiguë au moins dans le principe; de plus, on rencontre, à la percussion et à l'auscultation, tous les signes qui indiquent un épanchement pleurétique plutôt qu'une induration pulmonaire : comme, par exemple, vaste matité, absence du bruit respiratoire, respiration bronchique et surtout *égophonie*. Mais l'égophonie n'existe plus si l'épanchement est très-considérable, et ne reparaît qu'à proportion qu'il diminue.

Le traitement est celui du catarrhe pulmonaire chronique grave; plus, de fortes, profondes et longues suppurations établies sur le point affecté ou qu'indique la matité; de larges vésicatoires, ou mieux de larges et profonds cautères. Quelquefois, même dans les cas très-graves et surtout dans les pleurésies chroniques, nous provoquons une suppuration à la fois *cellulaire* et *cutanée* au moyen de l'application simultanée d'un vésicatoire et d'un séton. On se contente de celui-ci seulement dans les cas ordinaires. Nous avons vu plusieurs malades en apparence désespérés qui n'ont été guéris que par cette médication éminemment active. Nous avons très-rarement recours aux saignées même locales.

7. PHTHISIE PULMONAIRE.

Nous sommes forcés en quelque sorte de placer la phthisie pulmonaire, comme la phthisie laryngée, dans la classe des phlegmasies, bien que ces maladies ne se classent pas ordinairement dans la catégorie des inflammations. La phthisie d'ailleurs n'existe presque jamais sans quelque nuance ou quelque degré d'inflammation pulmonaire ou bronchique.

Nous pensons qu'il n'est pas de praticien qui puisse se méprendre sur la forme extérieure de la phthisie pulmonaire ; il est donc inutile de chercher à la définir.

Depuis que nous avons des élèves à instruire dans la médecine-pratique, c'est-à-dire depuis près de vingt-cinq ans, nous n'avons cessé d'essayer, dans ce but et plus encore dans l'intérêt des malades, presque toutes les médications tant empiriques que rationnelles les plus vantées par les auteurs ou les plus renommées dans le monde.

Après l'emploi des moyens généraux les plus rationnels et avoués comme tels par tout le monde, comme particulièrement les saignées générales et locales à la première période, s'il y a irritation ou hémoptysie active; et fort légères, ou seulement locales ou à l'anus, s'il existe quelque irritation sans hémoptysie; après le régime féculent et lacté, les bouillons pectoraux, gélatineux, c'est-à-dire après toutes les médications générales préliminaires commandées par l'état aigu, nous avons successivement expérimenté le phellandrium aquaticum, la digitale, les balsamiques, le sirop de Tolu, l'eau de goudron, les bourgeons de sapin, l'eau de chaux, les anti-scorbutiques, les toniques, le quinquina, la rhubarbe, etc.; les fumigations aromatiques de benjoin, de succin, de storax-calamite, les fumigations chloriques ou hydrochloriques (1), l'acide hydrocyanique ou prussique médicinal, les préparations sulfureuses, les eaux de Bonnes, le tartre stibié à dose très-minime; des exutoires, vésicatoires, cautères à la poitrine, au bras, pommade stibiée, etc., etc.

(1) Nous avons vu quelques phthisiques se trouver un peu mieux en respirant l'air chargé de chlore qui se dégage dans les papeteries.

De plus, nous avons employé quelquefois les pilules suivantes :

Pr. Tartre stibié. . . . 15 centigr. (3 grains).
Opium . . . . 30 centigr. (6 grains).
Extrait alcoolique de digitale. . . . . . 2 gramm. (1/2 gros).
Extrait de belladone. 60 centigr. (12 grains).
Gomme arabique. . . 2 gramm. (1/2 gros).

Pour quatre-vingts pilules.

Mode d'administration. On prendra une pilule le premier jour, deux le second, trois le troisième, et on augmente ainsi chaque jour d'une pilule jusqu'à six en vingt-quatre heures, deux, matin, midi et soir, et deux heures avant les repas.

Nous donnions ces pilules dans des cas à peu près désespérés où il y avait beaucoup de toux, grande fréquence dans le pouls et expectoration abondante. Nous n'avons point observé qu'elles aient produit quelque effet avantageux sensible. Si désormais nous les employons de nouveau, ce sera sous la forme et avec les modifications suivantes :

Pr. Poudre de digitale. . 12 gramm. (3 gros).
Poudre de racine de belladone . . . . . 3 gramm. (2 scrup.)
Extrait aqueux thébaïque . . . . . . 1 gr. et demi (30 gr.)

Sirop de gomme, quantité suffisante pour faire cent vingt pilules.

Mode d'administration. Comme ci-dessus, c'est-à-dire une le premier jour, deux le second, jusqu'à six en vingt-quatre heures. Au premier renouvellement des pilules on mettra dix-huit grammes de digitale (quatre gros et demi), et au second renouvellement vingt-cinq grammes (six gros).

Si ces pilules ne produisent aucun effet, nous emploierons la méthode de Magennis, médecin (en 1799) de l'hôpital de la marine royale de Plymouth. C'est la teinture de digitale à très-haute dose, jusqu'à cent cinquante à cent quatre-vingts gouttes par jour et même davantage, c'est-à-dire jusqu'à dose fortement vertigineuse et nauséeuse (1). (Voir la *Revue médicale*, année 1835, février, p. 180; art. par M. Bayle). M. Bayle termine ainsi son article : « Les succès obtenus par Magennis sont si étonnants, qu'en vérité on est obligé de concevoir de la méfiance sur leur exactitude, quoique le mémoire de cet auteur décèle à la fois un bon observateur et un praticien très-judicieux. Si les observations détaillées dans ce mémoire étaient tronquées, on pourrait croire qu'il y a eu bien des erreurs de diagnostic, mais beaucoup de ces faits sont très-développés; d'autres, qui sont assez courts, contiennent tous les symptômes propres à la phthisie; il n'y a donc pas de doute sur

(1) Nous l'ordonnons en ce moment même à un phthisique désespéré.

le caractère de la maladie traitée par Magennis, aussi engageons-nous les médecins à essayer de nouveau la digitale contre la phthisie. »

Voici un traitement *appliqué* que nous avons assez souvent prescrit, sauf légères modifications, sans pouvoir néanmoins assurer qu'il ait été beaucoup plus efficace que bien d'autres. Le voici : on fera usage de la gelée de lichen à large dose ; tous les matins à jeun on prendra trois à quatre cuillerées de jus de cresson dans un verre de lait, auquel on peut ajouter une cuillerée à bouche de sirop de Tolu. Outre cela, on prendra encore un verre de lait dans l'après-midi ou vers le soir, dans lequel on mettra une cuillerée à bouche d'eau de chaux, et même deux cuillerées ou davantage encore si au bout de quelques jours l'on paraissait bien s'en trouver. S'il se peut, on boira deux verres par jour d'eau de Bonnes pure ou coupée avec du lait sucré.

On rendra légèrement balsamique l'air de l'appartement où l'on se trouve le plus habituellement, de manière cependant à ne pas provoquer le moindre accès de toux ; à cet effet, on projettera sur des charbons rouges une petite pincée d'une poudre composée de benjoin, de succin et de storax-calamite, de chaque huit grammes (deux gros), ou l'on fera des aspersions fréquentes d'eau chlorurée dans la chambre du malade, ou bien l'on y conservera de l'eau chlorurée dans une assiette que l'on remuera de temps en temps, en y ajoutant un peu de fort vinaigre, ou mieux, d'acide sulfurique. On pourra mettre dans un litre d'eau de fontaine trente grammes (une once) de chlorure de chaux.

Le régime alimentaire sera composé de laitages et de farineux. On peut y ajouter du chocolat léger et mieux peut-être encore le chocolat de lichen. On insistera sur l'usage des différents laits comme celui de vache, de chèvre, d'ânesse, enfin celui dont on se trouvera le mieux. Nous croyons que le meilleur de tous serait le lait d'une vache que l'on nourrirait d'herbages gras et succulents, et surtout de luzerne, de sainfoin, de chicorée sauvage, de chardons tendres, etc., mêlés avec quelques plantes crucifères comme choux, navets, etc., auxquelles on pourrait ajouter quelque herbe de la famille des labiées comme le serpolet, ou quelque ombellifère comme la carotte (l'herbe et la racine), pour rendre le lait balsamique et imiter celui des vaches de la Suisse (1). — Tisane ou boisson féculente d'orge, de riz, de gruau, etc., ou même de l'eau rougie aux repas.

(1) Ce lait gras, anti-scorbutique, balsamique et aromatique, bien digéré à l'état de pureté ou de combinaison féculente, l'air de la campagne, les promenades fréquentes dans les bosquets ou dans les vastes plants bien aérés, le long des bois ou des rivières, ou sur les rivières en bateau, dans les prés, au moment de la fanaison, etc.; tous ces moyens purement hygiéniques réunis constituent peut-être encore le meilleur traitement pour toutes les irritations chroniques de la poitrine, et, sinon pour tous, du moins pour la grande majorité des phthisiques.

Autant que possible on respirera l'air de la campagne ; on y fera le plus que l'on pourra, si le temps est doux et sec, un exercice régulier selon les circonstances, la commodité ou l'opportunité, et toujours après avoir pris le lait soit pur, soit mêlé comme ci-dessus. On se promènera à pied ou sur un âne, à cheval ou en voiture découverte sur les lisières ou le long des bois ou des eaux courantes, des rivières et sur le bord de la mer, si la localité le permet, ou plutôt sur la mer même s'il fait pour cela un temps assez chaud, etc., etc.

Aujourd'hui 1841, pour tout moyen pharmaceutique contre la phthisie pulmonaire, nous nous sommes réduits à l'emploi presque exclusif de la gelée de lichen et de l'extrait de belladone. (Voyez p. 81, art. CATARRHE PULMONAIRE.) Voilà enfin à quoi ont abouti vingt-cinq années d'expérimentations thérapeutiques. Nous devons déclarer que sur un très-grand nombre de phthisiques que nous avons vus depuis plus de trente ans, nous ne nous rappelons que deux guérisons radicales complètes et durables. Dans ces deux cas de phthisie que nous avions crue réelle, au dernier degré et incurable, nous n'avons employé que la gelée de lichen pour tout remède, plus une suppuration thoracique chez l'un de ces deux malades qui paraissait arrivé au dernier degré de la maladie : toux presque continuelle, expectoration abondante, puriforme, diffluente, mêlée de stries sanguinolentes (de fréquentes attaques d'hémoptysie avaient précédé), fièvre hectique continue, sueurs nocturnes, enflure, faiblesse extrême, oppression considérable, dévoiement, marasme, etc. On peut dire que ce malade offrait tous les symptômes dont Arétée nous a tracé le tableau tristement pittoresque et effrayant de vérité. Il est aujourd'hui depuis six ans parfaitement guéri; il est même très-robuste et très-vigoureux. Pendant le cours de sa maladie il a employé près de dix-huit kilogrammes (trente-cinq livres) de lichen d'Islande pour faire de la gelée, et a entretenu une suppuration thoracique pendant près de deux ans. Il ne pouvait la supprimer sans éprouver aussitôt un surcroît de malaise et d'oppression. Croyant ce sujet absolument perdu, nous négligeâmes de nous assurer s'il y avait ou non pectoriloquie. — Quant à l'autre malade, il paraissait encore plus désespéré, deux hommes nous l'apportèrent sur leurs bras. Nous ne pûmes nous empêcher de blâmer une démarche si imprudente. Nous fîmes donner au moribond, par pure forme, une ordonnance pour la confection de la gelée de lichen, et nous lui recommandâmes d'en user et de vivre de lait, s'il le pouvait. Eh bien! ce poitrinaire à face hippocratique revint nous voir au bout d'un an; il était parfaitement guéri. Il nous fit rappeler ce que nous venons de raconter, et il ajouta qu'il avait toujours pris de la gelée de lichen et du lait, et qu'il s'était rétabli peu à peu. Son identité individuelle fut constatée par les personnes du voisinage. Nous avions encore moins de raison d'explorer l'état de la poitrine que dans le premier cas, le malade était arrivé à la dernière limite de la phthisie pulmonaire et avait l'air mourant. D'ailleurs, quant à l'auscultation, nous sommes très-excusables de n'y avoir point eu recours, puisque Laënnec ne l'avait pas encore inventée.

Nous avons vu d'autres malades succomber à l'entrée de l'hiver, après avoir paru en voie de guérison pendant le courant de l'été au point de reprendre des forces, de la fraîcheur et même *de l'embonpoint*. Mais malheureusement ces malades que l'on croyait sauvés, avaient conservé une petite toux sèche. C'est là le dernier symptôme à disparaître et le plus difficile à détruire, et, tant qu'il subsiste, ne croyez pas, en général, à une guérison solide et durable. Nous avons soigné un assez grand nombre d'autres malades réputés phthisiques par le vulgaire et même par quelques-uns de nos élèves, et que cependant nous n'avions pas jugés tels, mais plutôt atteints de pneumonies ou de pleurésies chroniques très-graves et anciennes, ou plutôt de phthisies purement muqueuses, c'est-à-dire de catarrhes pulmonaires chroniques, graves et dégénérés en phthisie apparente. Dans tous ces cas la base du traitement, c'étaient des exutoires ou des suppurations thoraciques avec la gelée de lichen et le régime féculent et lacté, et les malades ont guéri. Ceci nous rappelle entre autres un fait frappant : Il y a douze à quinze ans on nous amena un jeune homme qui nous parut dans un état désespéré; le mal avait débuté par une douleur de côté assez vive qui avait fini par se dissiper au moins en grande partie; mais depuis étaient survenus fièvre hectique, oppression considérable, marasme avec matité presque complète de tout le côté primitivement douloureux (pleurésie chronique avec épanchement). Persuadé que le malade était sans ressources, sans nulles forces et presque exsangue, nous ne volûmes pas faire mettre le séton de peur qu'il ne restât entre les bras de l'opérateur, on se borna à conseiller l'application d'un vésicatoire. Le père de l'enfant, ayant compris que le séton était le seul remède efficace à tenter, le fit appliquer en désespoir de cause aussitôt qu'il fut de retour chez lui. Deux ou trois mois après le jeune homme fut guéri au point de pouvoir travailler. Nous avons vu depuis plusieurs autres faits presque semblables.

8. GASTRITE CHRONIQUE, ETC.

Cette maladie étant aujourd'hui regardée comme très-fréquente, ou plutôt cette fréquence apparente provenant de la confusion introduite depuis Broussais dans la doctrine des affections gastriques, nous croyons qu'il est nécessaire de donner une courte description de la gastrite chronique, afin de mettre le lecteur à même de mieux apprécier la valeur et de fixer nettement le sens de la dénomination de *gastrite chronique*. En voici donc les principaux symptômes : douleur légère à l'épigastre, plutôt incommode que vive, quelquefois pourtant assez intense, augmentant ordinairement par la pression; sentiment d'une sorte de constriction pénible, d'une gêne ou d'une barre immobile à la base de la poitrine ou située profondément dans l'épigastre; sensation de chaleur dans l'estomac, inappétence, dégoût, digestions lentes, difficiles et plus ou moins pénibles et même douloureuses; nausées, régurgitations de gaz ou de liquides glaireux, quelquefois vomissements de matières alimentaires peu de temps après le repas; constipation. La langue est ordinairement un peu rouge, surtout à ses bords et vers sa pointe; souvent aussi elle est blanchâtre et muqueuse, et n'offre rien de particulier. Ce n'est qu'à une époque très-avancée, et dans les cas graves qu'une petite fièvre lente s'allume et redouble le soir. Voilà les principaux symptômes auxquels on pourra reconnaître la gastrite chronique. Il est de plus un moyen de diagnostic excellent et précieux : c'est la connaissance de l'impression ou de l'effet que produit sur l'estomac le genre d'alimentation employé. Ainsi, si, dans l'espèce, l'alimentation féculente et lactée est bien tolérée ou du moins mieux supportée, cause moins de gêne et de dérangement digestif que le régime purement animal, même le simple bouillon gras, ce sera pour vous un puissant motif de croire à l'existence de la gastrite ou de l'élément phlogistique. C'est là une espèce de pierre de touche au moyen de laquelle on pourra distinguer toutes les affections irritatives d'avec celles qui sont purement atoniques ou nerveuses, comme on le verra plus bas. Ce signe confirme ou infirme le diagnostic de la gastrite; il doit donc toujours avoir une grande valeur dans l'appréciation générale des symptômes, et, s'il ne fait pas toujours connaître avec une entière certitude la nature de la maladie, il doit au moins exercer une très-grande influence sur la détermination des praticiens, et fixer, dans les cas douteux, une pénible irrésolution. Ce sera en effet, en dernier lieu, à cette source que l'homme de l'art puisera les motifs et les éléments de sa conviction, pour arrêter et établir les bases d'un traitement rationnel et sûr. Ainsi, si au groupe de symptômes ci-dessus exposé, ou seulement à quelques-uns d'entre eux, se joint la circonstance de la bénignité, ou de la douceur d'effet de l'alimentation féculente et lactée (à l'état de combinaison ordinairement), ce sera une très-forte présomption pour la présence de la gastrite, de l'irritation ou de l'élément phlogistique. Si cette circonstance manque, et qu'au contraire le régime gras-léger paraisse produire un meilleur effet, on sera assuré qu'il existe avec les symptômes de gastrite un élément atonique. On sent combien cette circonstance doit influer sur la nature du traitement. C'est par là que l'on se rend compte des mauvais effets qu'a produits quelquefois l'emploi des antiphlogistiques, et des succès de quelques toniques doux dans le traitement de la gastrite chronique. Enfin, je le répète, si l'alimentation féculente et lactée est mieux supportée que le régime gras, il y a très-probablement gastrite, et, dans le cas contraire, gastro-atonie, ou du moins un élément atonique dominant, coexistant avec des symptômes de gastrite. On pressent déjà sans doute combien ce principe sera fécond en applications thérapeutiques; et, en effet, il nous conduit naturellement à établir le corollaire suivant : En général, si dans les maladies chroniques de l'estomac l'alimentation féculente et lactée est bien supportée, ou trouble sensiblement moins les fonctions digestives que les substances animales, c'est un signe qui indique le besoin des médications antiphlogistiques et calmantes; si, au contraire, le régime gras produit un meilleur effet, c'est une marque que les toniques sont indiqués.

Traitement de la gastrite chronique en général. — Si l'état et les forces du malade le permettent, on commence par les antiphlogistiques, les saignées locales, les sangsues appliquées une ou plusieurs fois à l'épigastre, suivant l'intensité de la maladie, la ténacité ou la résistance de l'élément phlogistique, et les forces ou l'état général du malade. On administre en même temps des boissons gommeuses ou acidulées, on applique des émollients sur la région épigastrique, et on prescrit une alimentation féculente et lactée très-légère d'abord, et toujours proportionnée aux forces digestives actuelles. Voilà à peu près le traitement le plus ordinairement employé. Si souvent, à l'aide de cette méthode antiphlogistique, on guérit la gastrite chronique, il est une foule de cas aussi où elle est insuffisante. En effet, il arrive souvent que la douleur épigastrique ne cède pas aux diverses saignées locales et à la diète; et malheur alors au médecin qui s'obstine à vouloir la combattre par les mêmes moyens, et qui ne fait pas subir à son traitement les modifications convenables, commandées par les complications et les divers éléments morbides (1). Pour dissiper la douleur qui a résisté à l'application des sangsues, il faut la considérer comme un élément nerveux, gastralgique ou gastrodynique, et l'attaquer en conséquence par quelque légère préparation opiacée dans une potion gommeuse. L'opium cependant est moins efficace dans la gastrite chronique que

(1) D'ailleurs, il faut se rappeler qu'il est certaines femmes nerveuses bien portantes qui ne supportent jamais la pression épigastrique sans exprimer presque convulsivement quelque douleur, que l'on ne doit certes pas attribuer à l'état souffrant de l'estomac, mais plutôt à une affection ou à une aberration tactile, ou à quelque émotion nerveuse.

dans les inflammations intestinales et surtout la dysenterie; c'est pourquoi il ne faut pas trop insister sur ce moyen, si la douleur ne lui cède pas dès les premiers jours : dans ce cas on pourra la regarder comme gastrodynique, et l'attaquer par un vésicatoire volant à l'épigastre. Si elle ne se dissipe ni par les calmants, ni par le vésicatoire, on la regardera comme l'expression de l'élément atonique. On reconnaîtra cet élément au moyen de l'alimentation explorative dont on a parlé plus haut. Cet élément atonique constaté, on modifie le régime, on passe un peu de gras; et aux calmants on ajoute quelque légère préparation de rhubarbe à titre de stomachique et de doux laxatif, ou de quelque autre poudre tonique très-douce, comme celle de colombo, etc. Voilà le cas où l'on a pu traiter avec avantage des gastrites chroniques avec des calmants associés aux légers toniques et laxatifs. Il ne faut donc pas se laisser séduire par une douleur insidieuse ou un élément phlogistique apparent. Si l'appétit se fait sentir vivement, il faut augmenter la quantité de la nourriture que semble réclamer un besoin digestif réel. Il y a plus, et qu'on ne se scandalise pas d'une pareille hardiesse thérapeutique, s'il y avait même une petite fièvre lente, il faudrait encore la combattre par les aliments et un régime analeptique approprié à la nature de la maladie, au besoin et à la faculté digestive, et même par des toniques doux, de l'eau rougie, ou une infusion amère fort légère, etc. Nous avons guéri quelquefois en moins de huit jours des malades se disant atteints de gastrite chronique, et épuisés par les sangsues, l'eau de gomme et la diète, en leur prescrivant pour toute médication un régime tonique, du bouillon gras, des viandes légères et de l'eau rougie. Qu'on n'oublie donc pas ce principe de haute thérapeutique que le physiologisme a presque entièrement effacé de la mémoire de beaucoup de médecins, savoir : qu'il est certaines fièvres lentes, suite de quelques maladies aiguës; qu'il est de plus certaines autres fièvres lentes, hectiques, essentielles; et n'allez pas en révoquer en doute l'existence, puisque Broussais lui-même, après Truka, l'a prouvé il y a trente-huit ans (*Recherches sur les fièvres hectiques*, 1803), qu'il est de ces sortes de fièvres, disons-nous, qui ne guérissent absolument que par les aliments, une nourriture douce et légère, pourvu que le malade ait appétit et digère à peu près tout ce qu'il prend.

Il est encore plusieurs autres moyens légèrement excitants ou laxatifs que l'on peut employer, selon le besoin, pour combattre les vomissements ou la constipation, comme les eaux gazeuzes acidules, les eaux de Seltz ou de Spa coupées d'abord avec quelque décoction mucilagineuse, l'eau de Sedlitz qui est légèrement laxative, quelque bière légère, etc.; mais, ces moyens étant connus de tout le monde, nous ne devons pas nous y arrêter.

Un remède que nous avons souvent employé avec beaucoup d'avantage, surtout dans le cas où nos pilules calmantes paraissaient insuffisantes, c'est la potion suivante :

Pr. Eau de laitue.	180	gram. (6 onces).
Laudanum de Sydenham.	50	gouttes.
Gomme arabique. . .	15	gram. (1/2 once).
Sirop simple.	60	gram. (2 onces).
Bicarbonate de soude.	2	gram. (1/2 gros).

Faites une potion à prendre dans l'espace de quarante-huit heures, environ une cuillerée toutes les deux heures.

Enfin un dernier moyen qui, depuis quelques années, nous a rendu les plus grands services, c'est la glace à l'intérieur. Ce puissant réfrigérant nous a paru indiqué toutes les fois que les malades éprouvaient un sentiment de chaleur interne, ou du moins quand ils assuraient que les boissons froides les soulageaient et leur faisaient plaisir, ce qui arrive ordinairement dans les gastrites chroniques. Dans tous ces cas, nous donnons la glace par petits morceaux très-souvent répétés, et quelquefois en poudre grossière saupoudrée de sucre et arrosée d'un peu de vin de Malaga. Mais nous donnons cette dernière préparation, ou cette espèce de glace ou de sorbet, agréable plutôt dans la gastro-atonie, comme nous le verrons ci-après.

Quant à l'entérite et à la dysenterie chroniques, nous les traitons selon la manière ordinaire, c'est-à-dire par le régime féculent et lacté, et les préparations opiacées à plus haute dose, surtout pour la dysenterie. Ainsi rien de spécial. On pourra cependant administrer contre les dysenteries et les diarrhées invétérées qui auront résisté aux opiacés et aux astringents ordinaires, l'extrait de monésia, à la dose de deux grammes (demi-gros) par jour et même davantage s'il est nécessaire.

9. Hépatite chronique avec ou sans ictère, engorgement ou infarctus hépatique, etc.

Symptômes principaux. Sentiment de gêne et d'embarras dans la région du foie, ou douleur légère qui augmente à la pression manuelle exercée au-dessous des côtes ; nuance ictérique, surtout aux conjonctives, quelquefois même un ictère complet, souvent une petite fièvre lente ; amaigrissement, dérangement digestif, point ou peu d'appétit ; langue jaunâtre et blanchâtre, amertume, dyspepsie, constipation ; souvent selles dures, grises, cendrées ou blanchâtres, etc.

Le traitement que nous opposons ordinairement à l'hépatite chronique consiste dans l'emploi combiné des émollients externes et des délayants laxatifs à l'intérieur ; ainsi on maintient presque constamment appliqué un large cataplasme émollient sur les régions hépatique et épigastrique, ou plutôt sur toute la moitié supérieure de l'abdomen. Ces applications se font surtout la nuit, et le jour également si le malade garde le lit. Elles sont faites dans le but d'exciter la diaphorèse générale et surtout la sueur de la région hépatique, par l'espèce de bain local qu'elles produisent constamment. On donne même quelques bains généraux si les malades ne sont pas trop affaiblis, et lorsqu'en même temps ils éprouvent une vive démangeaison cutanée, ce qui est assez ordinaire quand il existe un ictère général. De plus, on donne des lavements émollients matin et soir.

Indépendamment de ces moyens externes, nous administrons à l'intérieur de larges doses de bouillons aux herbes, comme choux, navets, carottes, oseille, laitue, chicorée, poireaux, cerfeuil, etc., dans lesquels on dissout douze ou quinze grammes (trois à quatre gros) de quelque sel neutre et particulièrement de crème de tartre soluble, suivant l'usage généralement reçu. Cependant, depuis quelque temps nous préférons le sulfate de soude ou de magnésie comme plus sûr dans ses effets. Plus tard, lorsque l'irritation est diminuée et qu'une détente générale et locale lui a succédé, on remplace les bouillons laxatifs par la poudre de rhubarbe, laquelle, comme on sait, a généralement la réputation d'agir spécialement sur le duodenum comme l'aloès sur le gros intestin, et d'être, par cet intermède, l'excitateur spécial de l'organe sécréteur de la bile. Ainsi, d'après l'opinion commune des médecins, *la rhubarbe fait couler la bile*. Comme, dans l'espèce, nous ne voyons aucun inconvénient à accepter ce principe ou cet axiome de thérapeutique, nous donnons toujours cette précieuse racine à la dose d'un gramme ou deux par jour (dix-huit grains à un demi-gros) à titre de stomachique et de léger laxatif. Voici un fait qui en justifie l'emploi et qui vient à l'appui de tout ce que nous venons de dire :

Il y a vingt et quelques années, on nous amena dans un cabriolet un respectable ecclésiastique d'un endroit assez éloigné (six lieues) eu égard à la position très-grave et très-critique du malade (1). Cet homme était un curé de canton, âgé d'environ soixante ans et d'un tempérament éminemment bilieux. Depuis assez long-temps déjà il était atteint d'une affection grave du foie. Nous constatâmes une tension douloureuse des régions épigastrique et hépatique, ictère général extrêmement intense, fièvre forte, le pouls au moins à cent, peau très-chaude et très-sèche, amaigrissement considérable, anorexie complète, soif vive, langue jaune et sale, amertume, nul travail digestif, constipation très-opiniâtre. Le malade se croyait sans

(1) Nous ne quittons jamais pour ainsi dire notre domicile pour nous livrer à l'exercice de notre profession de médecin.

ressources. C'était aussi le sentiment des personnes qui nous l'avaient amené avec tant de peine. Le plus habile médecin de l'endroit n'avait pu, disait-il, lui procurer le moindre soulagement. Pour tout traitement il affirmait n'avoir pris que des pilules fondantes. Le traitement ci-dessus exposé fut administré, c'est-à-dire des bouillons laxatifs, des cataplasmes et des lavements émollients. Dès le lendemain, moiteur générale, pouls moins fréquent et mou, liberté du ventre, sentiment de bien-être, mieux sensible. Quelques jours après, les bouillons furent remplacés par un gramme (dix-huit grains) de poudre de rhubarbe, et le malade s'en trouva bien : mais grâce à un quiproquo du pharmacien qui en donna deux grammes (demi gros) au lieu d'un, il fut beaucoup mieux encore et la guérison fut parfaite au bout d'un mois. Une réflexion se présente ici naturellement à l'esprit : cette hépatite, quoique chronique, ou avait subi une recrudescence, ou elle s'était jointe à une fièvre ou à une irritation générale aiguë, ou peut-être enfin à une irritation gastro-intestinale aiguë. Quoi qu'il en soit, toujours est-il qu'il existait un état d'acuité qu'il fallait combattre de prime abord par les délayants, les rafraîchissants et les doux laxatifs, et non par des pilules réputées fondantes, c'est-à-dire plus ou moins stimulantes ou toniques et par conséquent irritantes. Règle générale : médicaments liquides, adoucissants et délayants dans les maladies aiguës, et médicaments solides et toniques dans les affections chroniques.

Il est bon de faire observer en passant que nous n'avons pas cru devoir appliquer des sangsues à l'anus ni à la région du foie, bien qu'il y eût irritation générale et locale, fièvre, etc., parce que, premièrement, le malade était trop faible et trop amaigri; et en second lieu, parce que nous sommes très-réservé sur l'emploi des sangsues dans les affections chroniques du foie accompagnées d'ictère, et encore davantage quand la jaunisse existe seule, ou du moins sans lésion organique appréciable du foie.

Nous avons lu autrefois dans une note du traducteur des Maladies des enfants par Rosen, médecin suédois, que dans les ictères, par une disposition particulière du sang, l'application des sangsues était souvent suivie d'hémorrhagies très-difficiles à arrêter; au point de pouvoir quelquefois devenir mortelles. Nous avons en effet quelquefois constaté ce fait et vérifié la justesse de cette observation. Nous avons même vu à l'Hôtel-Dieu de Paris une jeune fille ictérique mourir d'hémorrhagie, qui était l'effet d'une application de sangsues faite à la région lombaire, dans le but apparemment de combattre un lumbago ou une néphrite; rien ne put arrêter le sang, pas même les cautérisations répétées.

Enfin, pour terminer ce qui est relatif aux affections chroniques du foie, nous avons administré assez souvent avec avantage, dans les engorgements du foie et de la rate et toutes autres obstructions viscérales, abdominales, connues des anciens sous le nom d'embarras ou d'infarctus abdominaux, les pilules dites fondantes selon cette formule :

Pr. Aloès, 6 grammes (1 gros et demi).

Savon médicinal. . .
Sous-carbonate de fer.
Poudre de rhubarbe. } 12 grammes (3 gros).

Extrait de ménianthe, quantité suffisante pour 120 pilules.

Mode d'administration. On prendra une pilule le premier jour, deux le second, et on augmente d'une chaque jour jusqu'à six en vingt-quatre heures; deux matin, midi et soir et une heure avant le repas. En même temps on donne quelque eau minérale, comme celle de Seltz ou de Vichy, ou quelques verres d'eau de Sedlitz, si les pilules n'entretiennent pas suffisamment la liberté du ventre.

10. Catarrhe vésical chronique, irritation produite par la gravelle ou affections calculeuses rénales ou vésicales déterminées par la surabondance de l'acide urique, etc.

Rien ne nous a mieux réussi dans la plupart de ces cas que le remède suivant.

Pr. Bicarbonate de soude 40 grammes (10 gros).
Divisez en 20 paquets.

Mode d'administration. Tous les jours on fera fondre un paquet dans un litre d'eau d'orge, ou autre tisane quelconque adoucissante, non acide, et l'on en boira environ un verre toutes les deux heures. Au bout de vingt jours, on peut doubler la dose de bicarbonate de soude (1). Dans le cas où cette tisane serait sans effet, ce qui est assez rare, on pourrait avoir recours à la poudre de busserole ou raisin d'ours (*uva ursi*), qui semble calmer quelquefois les douleurs causées par les catarrhes chroniques de la vessie, ou produites par la présence d'un calcul vésical, ou par les affections calculeuses des reins, pourvu qu'il y ait absence de toute irritation phlegmasique. Voici la formule de cette poudre :

Pr. Poudre d'*uva ursi*, 50 grammes (1 once 1/2).
Divisez en 20 paquets.

Mode d'administration. Un paquet par jour en trois fois, un tiers matin, midi et soir, délayé dans un peu d'eau sucrée, ou incorporé dans de la confiture, ou enveloppé dans du pain à chanter, et deux heures avant les repas. Sur chaque dose de

(1) Pour prévenir la formation morbide de l'acide urique on peut, d'après les expériences chimiques et cliniques de Brande et de Horne, employer la magnésie décarbonatée à la dose de soixante-quinze centigrammes jusqu'à un gramme (soixante-quinze à quatre-vingts grains) par jour. (Mérat et Delens, *Dict. de mat. méd.*).

poudre on prendra deux ou trois cuillerées d'eau de chaux délayées dans un verre de lait ou d'eau d'orge sucrée, et une pilule calmante matin et soir (voyez la page 59). Nous devons convenir que nous n'avons souvent obtenu que des effets très-faibles ou fort équivoques de cette médication astringente pure et simple, et c'est ce qui nous a déterminé à y ajouter une préparation opiacée, d'autant plus que les douleurs vésicales peuvent être nerveuses (cystalgiques) ou du moins rhumatismales (cystodyniques), ce qui est plus commun qu'on ne pense (voyez page 57). On pourrait attaquer ce dernier élément, s'il résistait à l'opium, par un exutoire à la cuisse, ou du moins par quelques vésicatoires volants à la partie supérieure et interne des cuisses. Quant au raisin d'ours, il est bien déchu de son ancienne réputation. Il en est de même des sommités de la mille-feuille (*achillœa millefolium*) qu'Hoffmann avait vantées comme un spécifique contre la néphrite calculeuse, etc. Nous avons essayé plusieurs fois la mille-feuille et toujours sans aucun effet appréciable.

Nous avons vu de très-bons effets produits par l'eau de Contrexeville naturelle, prise à la source ou transportée en bouteilles à des distances considérables. Dans le cas de catarrhe vésical ordinaire, on peut administrer en même temps quelques pilules balsamiques avec des injections de quelque préparation de copahu, de térébenthine ou même d'eau de goudron, d'après la pratique de Dupuytren.

A l'occasion de ces affections des voies urinaires, nous devons rectifier une erreur qui est échappée à M. le docteur Mazier dans la Thèse dont nous avons parlé au commencement de ce travail. Ce médecin estimable affirme, page 26, que nous avons guéri quelques incontinences d'urines à l'aide de l'extrait de belladone. Ceci n'est pas tout à fait exact. Le fait est que nous n'avons constaté qu'une seule fois depuis trente ans la cessation de cette fâcheuse incommodité sous l'influence de la belladone, ou plutôt pendant son administration; car nous regardons cette guérison moins comme l'effet de cette médication que comme une chose purement fortuite, ou comme une rare et heureuse coïncidence.

11. RHUMATISMES CHRONIQUES.

Nous n'avons rien de très-spècial à produire ici. Nous employons, comme tout le monde, les bains de vapeur simple ou aromatique, à l'eau ou à l'alcool, les douches de vapeurs, les bains ordinaires d'eau, ou les bains sulfureux, etc. Nous avons souvent recours à des frictions grasses et stimulantes faites au moyen d'une espèce de liniment épais que nous appelons la *graisse térébenthinée* (voyez à la page 28). Si tous ces moyens, aidés de vêtements de laine, sont insuffisants, nous faisons appliquer successivement plusieurs vésicatoires volants sur les points les plus douloureux. C'est encore là, en définitive, le remède le plus simple ou du moins le plus sûr, et souvent nous commençons par là. En même temps nous donnons fréquemment, le soir au coucher, une tasse d'une forte infusion sudorifique de fleurs de sureau, etc. Nous avons essayé quelquefois, mais en vain, il y a vingt et quelques années, l'extrait d'aconit contre le rhumatismé et la goutte atonique, vanté comme spécifique par Barthez. Enfin, pour les douleurs rhumatismales locales, invétérées, opiniâtres qui ont résisté à tous les moyens, à l'opium, à l'extrait de belladone, aux rubéfiants et aux vésicants, nous les combattons avec un succès constant par un ou plusieurs moxas. Voilà à peu près tout ce que nous opposons aux rhumatismes chroniques, et, le temps venant à notre aide, les malades finissent ordinairement par guérir.

12. INFLAMMATIONS LYMPHATIQUES, OU ENGORGEMENTS ARTICULAIRES CHRONIQUES DITS TUMEURS BLANCHES; LUXATIONS SPONTANÉES COXO-FÉMORALES, DE NATURE SCROFULEUSE, RHUMATISMALE OU INFLAMMATOIRE.

Nous supposons les tumeurs articulaires à l'état

chronique comme elles se présentent à nous ordinairement; et dès lors il n'est plus question d'antiphlogistiques proprement dits, ni de saignées locales par conséquent. Nous y avons d'ailleurs très-rarement recours, et seulement dans l'état de parfaite acuité. Nous employons presque toujours le moxa, à moins que la tumeur blanche ne soit trop récente et qu'elle ne date pas au moins de trois mois, ou qu'elle ne soit encore trop douloureuse, c'est-à-dire trop aiguë. Alors on peut encore avec avantage appliquer des sangsues ou des ventouses scarifiées, et des vésicatoires volants aussitôt après (1). Hors ces cas, nous employons constam-

(1) Au moment où nous écrivons ceci, nous arrive un fait auquel s'est attachée la plus malheureuse fatalité. Un jeune homme de dix-huit ans, fort et robuste, se présenta devant nous il y a environ cinq mois. Nous constatâmes un gonflement considérable du genou, déterminé par une chute arrivée depuis quelques semaines; douleur vive dans toute la tumeur, point de changement de couleur à la peau.— Application d'un grand nombre de sangsues et de cataplasmes émollients: aucune amélioration; vésicatoires volants: pas plus d'effet. Deux ou trois mois après, à dater de l'apparition de la tumeur et malgré un certain état d'acuité encore persistant, nous fîmes appliquer deux larges moxas, comme dernier moyen, vu l'impuissance de tous les autres. Deux ou trois mois après cette dernière médication, le malade revient nous voir; mais il est dans un état déplorable et en quelque sorte désespéré: le genou est gros et monstrueux, presque comme deux fois la tête d'un homme; la tumeur a l'apparence d'un énorme ostéo-sarcome avec deux grandes excroissances carcinomateuses aux endroits des moxas; odeur cancéreuse très-prononcée; fièvre hectique consomptive, pouls petit et fréquent, figure pâle-jaune; en un mot, état général on ne peut plus fâcheux. Nous jugeons la mort inévitable. L'amputation de la cuisse paraît offrir peu de chances de succès; cependant elle peut et doit peut-être encore être tentée comme unique et dernière ressource, d'après ce principe: *In extremo et gravi periculo meliùs anceps quàm nullum.* Nous sommes persuadé que, sans les

ment de larges moxas, et presque toujours avec le plus grand succès. Des centaines de faits, depuis vingt-cinq ans, déposent et témoignent hautement en faveur de cette méthode si active et si éminemment efficace. Depuis longues années nous avons acquis l'intime conviction que plusieurs malades lui doivent la conservation de leurs membres : plus de vingt peut-être nous avaient déclaré qu'on leur avait proposé l'amputation comme unique et dernière ressource ; ils ont néanmoins guéri, sinon toujours parfaitement, du moins par ankylose. Sur plus de cent faits de tumeurs blanches du pied, du genou ou du coude, avec ou sans fistule, nous n'avons pas, si notre mémoire nous est fidèle, conseillé six fois l'amputation du membre. Chez la grande majorité, le moxa plus ou moins répété

moxas, cette tumeur blanche n'aurait pas moins conduit le malade au tombeau, à la vérité peut-être un peu moins promptement. Nous pensons que ce fait est une de ces tumeurs *malignes*, heureusement fort rares, lesquelles, par une disposition spéciale, individuelle, diathésique, produisent, quoi qu'on fasse, d'immenses carcinomes aigus, qui sont de nature à ne pouvoir être domptés par aucune puissance humaine. Nous en avons déjà vu quelques autres cas, mais moins graves. Les moxas ont peut-être hâté le développement de cette énorme tumeur carcinomateuse. Si cela est, nous en avons un grand regret, sans toutefois en avoir de remords. Que ce cas néanmoins serve d'enseignement aux praticiens et les porte à se défier de toute tumeur inflammatoire qui résiste aux anti-phlogistiques et aux dérivatifs ordinaires, afin de ne pas compromettre inutilement l'honneur et la puissance de la médecine par des médications trop actives ou intempestives, ou qui n'offrent pas assez de chances favorables ; et surtout pour ne pas nuire au malade, dès lors qu'on ne peut plus lui être utile.

(Nous avons appris depuis que l'amputation avait été tentée et que le malade était en pleine voie de guérison.)

a opéré la guérison ou parfaite ou par ankylose; chez d'autres, même déjà souvent fistuleux, il a amené la cicatrisation des fistules en changeant le mode d'inflammation, en déplaçant et en attirant à l'extérieur le travail inflammatoire et désorganisateur par le développement d'une violente irritation à la peau et une abondante suppuration dans le tissu cellulaire sous-cutané; et bref, quelques malades ont guéri par ankylose. Enfin un petit nombre d'autres chez lesquels les os étaient cariés, ou les cartilages et autres parties blanches désorganisés et détruits, et la fièvre de résorption purulente allumée, ont dû succomber, parce qu'ils ne pouvaient être sauvés ni par les moxas, ni probablement non plus par l'amputation du membre, vu l'état de cachexie générale et l'épuisement total des forces de l'économie.

Quant aux préparations iodiques, depuis longtemps nous y avons renoncé, parce que l'iode ne nous a jamais réussi contre les tumeurs blanches. Nous y reviendrons à l'article *Scrofules*.

Nos élèves, habitués à voir pendant plusieurs années les bons effets des moxas, ont souvent été bien étonnés de ne pas rencontrer ailleurs ce genre de médication si éminemment efficace. Ils nous ont souvent rapporté que dans certains hôpitaux ils n'avaient pu voir, sans un vif sentiment de douleur, amputer des membres, lesquels, disaient-ils, d'après ce qu'ils avaient vu chez nous, auraient probablement pu être sauvés par l'application de plusieurs moxas. Il faudrait un volume pour rapporter tout ce que nous pourrions dire sur les bons effets de ce puissant agent de thérapeutique chirurgicale. C'est un moyen que nous employons presque tous les jours, surtout dans la saison de l'été où l'affluence des maladies est toujours si considérable. Nous avons vu céder aux larges et profondes suppurations des moxas, des maladies chirurgicales qui, après avoir résisté à tous les moyens ordinaires, paraissaient devoir être désormais absolument incurables. C'étaient tantôt d'énormes tumeurs du genou, du pied, du coude, etc., qui dataient souvent de plusieurs années, et qui avaient rendu les malades absolument impotents; d'autres fois c'étaient d'étranges déformations des hanches ou du bassin, déterminées autant par les lésions des parties osseuses ou cartilagineuses que par celles des parties molles. Quelquefois enfin nous avons vu disparaître, sous l'influence des moxas, des indurations comme squirrheuses, réputées incurables et abandonnées comme telles par les hommes de l'art. Voici, entre autres, un fait que nous avons vu il y a environ une quinzaine d'années; nous nous rappelons encore assez nettement le cas, parce qu'il nous a fait quelque impression : C'était une grosse tumeur à l'angle de la mâchoire; elle était indolente et dure comme une pierre. La mâchoire était immobile et la mastication impossible. Depuis prés d'un an toutes les médications rationnelles et empiriques avaient été employées sans aucun résultat. Saignées locales, excitants, rubéfiants, vésicants, fondants, altérants, etc., etc., tout avait été inutile. Le malade était menacé de périr d'inanition... Notre perplexité fut grande; mais un de nos élèves nous tira d'embarras en nous suggérant l'heureuse idée du moxa, comme unique et dernier moyen à tenter dans un cas désespéré. Un large moxa fut aussitôt appliqué à l'angle de la mâchoire, et, au bout d'un mois environ, le malade était déjà mieux. Un second moxa l'a parfaitement guéri. Nous avons vu encore depuis d'autres cas à peu près semblables.

Lorsqu'après l'emploi des moxas les articulations ou les parties malades demeurent engorgées, empâtées et indolentes, nous employons avec avantage les douches thermales simples ou sulfureuses, ou les douches de vapeurs simples ou aromatiques. S'il existe une dyscinésie plus notable, fausse ankylose, ou simplement sécheresse et rigidité articulaire, nous avons recours aux bains émollients, gras, gélatineux, savonneux, sulfureux, comme les bains gélatino-sulfureux de Barréges, le bain animal appelé vulgairement *eau de tripes*, etc.

Enfin un dernier moyen que nous avons assez souvent employé avec avantage dans les engorgements œdémateux et indolents des articulations, et particulièrement des mains et des avant-bras, c'est la fumigation résolutive suivante :

Pr. Benjoin . . . . } De chaque :
Styrax . . . . } 15 gram. (1/2 once).
Gomme ammoniaque. . }

Mêlez.

Mode d'emploi. On projette quantité suffisante de ce mélange sur des charbons rouges, et on expose à la vapeur qui s'en dégage matin et soir, et pendant un quart d'heure, la partie engorgée que l'on frottera en même temps légèrement.

13. PHLEGMONS ÉRYSIPÉLATEUX, PANARIS, ETC.

Quoique ce genre d'affection aiguë paraisse être en dehors de notre sujet, nous ne pouvons pourtant nous dispenser d'en dire au moins deux mots en passant. Et d'ailleurs si cette grave inflammation est négligée, tardivement ou mal traitée, elle passe promptement à l'état chronique, et entraîne à sa suite les plus grands désordres et même assez souvent la perte des malades, comme nous l'avons observé plusieurs fois dans les hôpitaux de Paris.

Le traitement ordinaire que nous employons dans les cas tout récents, avant la formation du pus, c'est-à-dire avant qu'il soit collecté ou même simplement diffus et disséminé, c'est la méthode abortive et empirique de Dupuytren, que Dupuytren lui-même avait empruntée à Petit de Lyon. Cette méthode consiste à appliquer un vésicatoire volant au centre même de l'inflammation. On a pour but, dans cette médication hardie et en apparence irrationnelle, c'est-à-dire empirique, d'enrayer dans sa marche le travail inflammatoire interne, et de le faire avorter en attirant sur un point circonscrit de la peau toute l'impétuosité et tout le *raptus* phlegmasique. Il est vrai, cette forte concentration ou cette subite localisation inflammatoire peut, par son excès même, déterminer la gangrène; mais cet accident est fort rare. Sur peut-être trente à quarante cas nous ne l'avons observé qu'une seule fois, et encore chez un sujet cachectique, à diathèse presque gangréneuse ou purulente, en un mot dans les plus mauvaises conditions possibles. L'application d'un vésicatoire au genou fut suivie, au bout de quelques jours, d'une eschare gangréneuse. Non-seulement la gangrène se développa à la place du vésicatoire, mais elle se manifesta encore dans le voisinage avec des abcès et de larges décollements cutanés. Cependant, malgré ces graves désordres joints à la cachexie et au marasme, le malade, qui était encore jeune, a fini par guérir et par prendre même de l'embonpoint. Au bout d'un an ses plaies n'étaient pas encore guéries, ni même les suppurations, provoquées par de simples sinapismes, n'étaient pas encore taries. Voilà le seul cas de gangrène que nous ayons constaté. Voici ce que dit à ce sujet le docteur Patissier : « J'ai vu guérir plus de cinquante érysipèles phlegmoneux, et j'en ai guéri moi-même plusieurs par les vésicatoires, sans que cet accident (la gangrène) soit jamais survenu. Je ne dois cependant pas laisser ignorer que, dans ces derniers temps, on a observé quelquefois à l'Hôtel-Dieu de Paris la gangrène à la suite de l'application des vésicatoires dans le cas d'érysipèle phlegmoneux ; on a aussi observé que le traitement antiphlogistique avait plus d'efficacité que les vésicatoires. Dans les années 1813, 1814, 1815, époques auxquelles j'ai recueilli beaucoup de faits sur la maladie qui nous occupe, les saignées ne produisaient qu'une amélioration peu marquée, et les vésicatoires étaient alors un remède presque spécifique. » (*Dictionnaire des sciences médicales*, tome 41, page 469.)

Voici, entre autres, deux faits qui prouvent le prompt et heureux effet de la méthode perturbatrice du vésicatoire : Un homme d'un tempérament lymphatique-sanguin présente tout l'avant-bras et la main énormément gonflés, durs, rénitents, avec une teinte légèrement rosacée, douleur très-vive augmentant à la moindre pression. Cataplasmes émollients, point de soulagement ; vingt-cinq sangsues, augmentation et extension de l'inflammation; vésicatoire au centre du phlegmon, cessation de la douleur au bout de douze à quinze heures, et guérison au bout de vingt-quatre. Le membre était devenu flasque et œdémateux sans nulle douleur. Autre fait : Un homme à peu près dans les mêmes conditions physiques offre toute la jambe gonflée, dure, rénitente, très-douloureuse et luisante. Un large vésicatoire est appliqué au centre de l'inflammation, et le lendemain tout le mal est dissipé.

Deux mots sur le panaris. Un de nos anciens élèves, M. le docteur ***, nous a assuré, il y a quelques mois, qu'il prévient constamment le développement des panaris à l'aide de l'onguent suivant : Pr. Onguent napolitain, deux parties; extraits aqueux d'opium et de belladone, de chaque une partie. On recouvre la partie malade d'une couche épaisse de cette pommade et d'une compresse fine. On fait de temps en temps quelques légères frictions pour favoriser l'absorption, et ordinairement en vingt-quatre heures l'inflammation est avortée. Ce médecin en a fait d'abord l'essai sur lui-même avec un succès complet. Il affirme avoir employé cette méthode une quarantaine de fois et toujours avec le même avantage. Nous ne pouvons encore prononcer définitivement sur sa valeur pratique, car nous ne l'avons point encore assez expérimentée. Voici cependant deux faits qui viennent à l'appui de l'efficacité de cette méthode sédative et abortive : Tumeur phlegmoneuse de tout le pouce, occupant les deux articulations, survenue spontanément depuis deux jours; douleur très-vive, fortes pulsations dans la partie malade, insomnie complète. Ce panaris nous parut un des plus graves, dans son espèce, que nous ayons encore rencontré. Nous crûmes la suppuration inévitable; surtout si l'on se fût borné aux bains et aux cataplasmes émollients, qui, selon nous, favorisent toujours le développement phlegmoneux et la suppuration en appelant le sang dans la partie enflammée. Que fallait-il faire en présence d'un mal aussi formidable, plusieurs moyens se présentaient : 1° les sangsues appliquées en nombre considérable; 2° l'incision profonde, débridante; 3° la cautérisation avec la pierre à cautère ou le caustique de Vienne; 4° les réfrigérants non interrompus; 5° l'onguent napolitain seul et à haute dose; 6° enfin la méthode en question ou la pommade sédative, et c'est ce dernier moyen que nous avons employé. En voici la formule :

Pr. Onguent napolitain ou onguent mercuriel double. 8 gram. (2 gros).
Extrait de belladone. . . . 4 gram. (1 gros).
Opium brut. . . . . 4 gram. (1 gros).

Mêlez exactement.

Toutes les parties gonflées et douloureuses furent recouvertes de la totalité de cette pommade (seize grammes), et toutes les heures on fit de très-légères frictions pour favoriser l'absorption.

Le bras fut mis en écharpe de manière que la main fût maintenue beaucoup plus élevée que le coude. Deux heures après il y avait déjà un peu de soulagement, et quelques heures de sommeil la nuit suivante. Au bout de vingt-quatre heures, le gonflement, la tension et la douleur avaient beaucoup diminué. On rafraîchit encore le topique avec quelques grammes d'onguent napolitain et d'extrait de belladone, et deux ou trois jours après la guérison était complète. — Autre fait : C'était un énorme panaris ou plutôt un gonflement considérable de la main (phlegmon), rénitent, rougeâtre et très-douloureux. Ce mal, fort grave et qui paraissait devoir se terminer nécessairement par la suppuration, a été arrêté en un jour et demi par la même médication abortive.

Jusqu'à présent nous n'avions employé, à titre de moyen perturbateur et abortif, que l'onguent napolitain et les réfrigérants, c'est-à-dire la glace et la neige, ou des immersions incessantes de la partie malade dans l'eau très-froide à laquelle on peut ajouter du sel ordinaire. On a soin de tenir élevée la partie affectée, parce que, comme on sait, toute position déclive de la main favorise nécessairement le développement du panaris. Nous avons obtenu quelques succès par ces deux moyens, et surtout à l'aide du dernier ou des réfrigérants.

Quant à l'opération chirurgicale, nous avons assez souvent préféré la cautérisation à l'incision, comme moyen moins effrayant et moins douloureux, surtout chez les femmes et les personnes très-nerveuses. Nous employons aussi, d'après les docteurs Carré et Barbette, la cautérisation au moyen de la potasse caustique, pour détruire ce qu'on appelle l'*ongle incarné*. On l'applique avec du sparadrap à la racine de l'ongle du côté malade. Cette méthode est très-probablement la meilleure connue jusqu'à présent.

14. AFFECTIONS CUTANÉES CHRONIQUES QUE L'ON PEUT RATTACHER AUX INFLAMMATIONS OU AUX IRRITATIONS DU SYSTÈME DERMIQUE; TELLES SONT : L'IMMENSE TRIBU DES ESPÈCES ET DES VARIÉTÉS DE DARTRES, ET TOUTES LES ÉRUPTIONS CUTANÉES ANOMALES CHRONIQUES.

Nous laissons aux nosologistes et surtout aux dermatologistes modernes toutes leurs classifications, divisions et subdivisions des affections herpétiques. Cet appareil scientifique a sans doute quelque chose de grave et d'imposant; mais on peut dire aussi qu'il semble en quelque sorte effrayer le praticien, autant par la nomenclature que par le luxe nosologique. Notre rôle de simple thérapeutiste doit être plus restreint, nous ne sommes tenu qu'à parler des divisions d'où découlent immédiatement des applications thérapeutiques. Or, ces distinctions pratiques se réduisent en dernière analyse à ceci : pour nous, thérapeutiste-praticien, toutes les dartres, ou, si l'on veut, toutes les irritations prurigineuses chroniques de la peau, quels que soient leur aspect et leur forme, sont avec ou sans irritation : rouges, vives, douloureuses ; ou sans rougeur, pâles, indolentes. De plus, les dartres sont générales ou locales : les générales sont celles qui occupent presque toute la surface cutanée ou que l'on observe par plaques éloignées les unes des autres et sur des membres différents ; la dartre locale est solitaire et occupe toujours le même lieu. Elle est plus essentielle, plus idiopathique, plus propre à la place où elle a son siége ; elle est aussi plus accidentelle et dépend ordinairement d'un état particulier et local de la peau, ou d'une cause externe.

Dans presque toutes les dartres nous prescrivons pour tout traitement interne un régime alimentaire doux, sobre, plus végétal et lacté qu'animal ; des boissons aqueuses rafraîchissantes, légèrement laxatives, délayantes et propres à augmenter et à modifier peut-être la composition chimique du *serum* du sang. Le petit lait, le *serum* du lait, nous paraît une des tisanes les plus convenables et les plus appropriées au but que l'on se propose ; ou, si les circonstances le permettent, quelque eau minérale sulfureuse naturelle ou artificielle peut aussi exercer une salutaire influence sur la masse générale des humeurs. Ces boissons aqueuses ne conviendraient pas, s'il existait un certain degré de relâchement ou de faiblesse des organes digestifs. Dans ce cas on les remplacerait par les toniques. Nous proscrivons tous les aliments âcres, trop épicés, incendiaires et échauffants, ainsi que les boissons alcooliques.

Quant aux agents pharmaceutiques internes, nous devons le confesser ici, nous n'y avons presque jamais recours; car, depuis plus de vingt ans, nous avons renoncé à tout ce *farrago* de remèdes dits dépuratifs (1), composés de jus d'herbes,

(1) En lisant l'excellente Thérapeutique de MM. Trousseau et Pidoux, nous avons été surpris de voir ces judicieux auteurs s'exprimer si affirmativement au sujet des plantes dites *dépuratives*. Après avoir parlé de la fumeterre, du trèfle d'eau et du houblon (2 vol., p. 358; 2e édit., 1841), ils concluent que ces végétaux *jouissent de propriétés dépuratives évidentes*. Apparemment ils veulent dire que ces agents thérapeutiques purifient le sang infecté par le vice dartreux : et alors il fallait, au préalable, nous faire connaître en quoi consiste cette infection du sang, à quels caractères on pouvait la reconnaître, et surtout il fallait constater, par l'expérimentation physique, chimique et thérapeutique, sinon le mode, du moins la réalité de cette dépuration sanguine et l'*évidence* des propriétés dépuratives de ces agents.

En supposant que le sang fût anormalement acide ou alcalin, il faudrait donner des tisanes alcalines ou acides; s'il présentait un principe âcre, neutre ou une trop grande plasticité, on administrerait de larges doses de boissons aqueuses pour délayer l'un ou fluidifier l'autre, etc., et c'est dans ce sens que nous admettrions volontiers les dépuratifs. Maintenant, d'après cela, à quel titre donne-t-on les tisanes très-amères de trèfle d'eau et de houblon dans les affections herpétiques? Ces toniques positifs ne conviennent directement dans aucune des hypothèses posées; et cependant l'idée de dépuratif ou de dépuration peut déterminer à les administrer dans tous les cas possibles, même dans les irritations des voies digestives (il ne s'agit ici que du trèfle d'eau et du houblon). Si M. Trousseau, dont le langage est ordinairement si exact, si sévère et si philosophique, nous avait dit simplement qu'il employait quelquefois ces

de fumeterre, etc., ou de tisanes de douce-amère, de bardane, de patience, de pensée sauvage, d'écorce d'orme pyramidal, de saponaire, de trèfle d'eau, de scabieuse, etc. Le sentiment qui a dicté cette conduite est d'ailleurs puissamment corroboré par l'opinion d'Alibert. Voici sur ce point les propres paroles de ce dermatologiste célèbre : « J'ai employé à toutes les doses les plantes dont » on a depuis long-temps célébré les vertus : je n'ai » jamais pu me convaincre, je l'avoue, qu'elles » fussent d'une utilité majeure pour la guérison » des dartres. A l'hôpital Saint-Louis, on admi» nistre en grande quantité, et sous les formes » les plus variées, la douce-amère, la scabieuse, la » bardane, la patience, la fumeterre, le trèfle » d'eau, etc. Mais le plus souvent les effets qui » suivent l'emploi de ces végétaux paraissent plus » manifestement devoir être attribués aux bains, » à l'action de certains topiques, à la marche na» turelle de la maladie, » etc. (*Dict. des sciences médicales*, art. *Dartres*). Il est très rare, nous le répétons, que nous donnions à l'intérieur des pré-

amers toniques dans les cas où des éruptions cutanées chroniques passives coexistent avec une faiblesse des fonctions digestives, ou avec une affection atonique de l'estomac; cela au moins eût été clair, exact, thérapeutique, et eût été compris de tout le monde : tandis que l'épithète surannée *dépuratif* ne vous présente qu'un mot vide de sens, et qui présuppose démontrer ce qu'il faudrait expérimentalement prouver. Comme nous n'employons pas les plantes dites *dépuratives* dans le sens des auteurs et des praticiens, cette note explicative était devenue nécessaire.

parations pharmaceutiques. Ce que nous employions autrefois assez souvent et quelquefois encore aujourd'hui, surtout lorsque les malades paraissent désirer quelque remède interne, c'est la poudre suivante :

Pr. Fleurs de soufre . . . 12 gram. (3 gros).
Soufre doré d'antimoine. 3 gram. (1/2 gros).
Calomélas. . . . . 60 cent. (12 grains).

Mêlez exactement et divisez en 20 paquets.

Mode d'administration. On prendra un paquet par jour en douze fois, moitié matin et soir, délayé dans un peu de miel, de confiture ou dans du pain à chanter.

Selon nous, le traitement véritable des dartres, sauf les moyens de régime indiqués plus haut, doit être essentiellement externe et direct. Ainsi dans les dartres avec irritation, rouges, vives, douloureuses, générales ou locales, il faut des émollients et des mucilagineux, des bains généraux ou locaux, mucilagineux autant que possible. Dès que l'irritation est dissipée ou lorsqu'elle n'a point existé de prime abord, comme il arrive souvent, quelle que soit d'ailleurs la forme ou l'espèce de la dartre, furfuracée, squammeuse, crustacée, pustuleuse, rongeante, etc., avec toutes ces variétés nous administrons des modificateurs ou des excitants spéciaux de la peau comme les bains sulfureux, à raison de cent vingt-cinq grammes de sulfure de potasse (quatre onces) par bain ; ces bains doivent souvent être continués pendant fort longtemps, et quelquefois même pendant plusieurs mois. Si la dartre occupe les deux jambes, ce qui arrive assez souvent, on se contente de bains sulfureux partiels, c'est-à-dire des deux jambes jusqu'aux genoux, avec quarante à cinquante grammes (dix à douze gros) de sulfure de potasse dans quantité suffisante d'eau. S'il y a trop d'irritation, on se comporte comme ci-dessus, c'est-à-dire que l'on commence par quelques bains émollients mucilagineux de mauve, de morelle, de tête de pavot, de graine de lin, de son, etc. Nous avons eu très-souvent occasion de recourir à ces sortes de médications et toujours avec succès. Il y a quelques années un vieux médecin nous écrivit pour nous demander un remède, comme il disait, contre une dartre aux deux jambes extrêmement intense et avec un prurit insupportable, qui ne lui laissait point de repos ni jour ni nuit. Il disait avoir en vain employé toutes les ressources de l'art, c'est-à-dire un grand nombre de topiques, d'onguents de toute espèce et force dépuratifs. Je lui indiquai les bains sulfureux pour ses jambes seulement, et, au bout d'une quinzaine de jours, il m'écrivit pour me remercier et m'annoncer sa guérison. Ce fait nous fait rappeler plusieurs autres malades atteints de la même dartre squammeuse, prurigineuse, humide, que nous traitions à la même époque et avec le même succès. Quand la dartre est purement locale, de simples lotions sulfureuses peuvent suffire; et à cet effet on fait dissoudre huit grammes (deux gros) de sulfure de potasse dans un litre d'eau de mauve.

Si les dartres atoniques locales sont invétérées, opiniâtres et résistent aux lotions sulfureuses, nous les attaquons ordinairement avec l'onguent hydrosulfureux dont voici la formule :

Pr. Sulfure de potasse. 30 grammes (1 once).
Axonge. . . . . . . 180 grammes (6 onces).
Huile de thym. . . 1 gramme (18 grains).

Faites dissoudre le sulfure de potasse dans le moins d'eau possible et incorporez-le très-exactement dans l'axonge. Aromatisez le mélange avec l'huile volatile de thym.

Cette solution et cette pommade sulfureuses doivent être modifiées et mitigées suivant l'état des parties affectées et la sensibilité des malades.

Voilà, selon nous, le traitement le plus actif, le plus sûr et le plus propre à guérir radicalement les dartres, si toutefois les dartres sont susceptibles d'une guérison radicale.

Ce traitement, qui, pour le fond, n'offre rien de nouveau, a reçu chez nous depuis long-temps la sanction d'une immense expérience, établie sur des centaines, pour ne pas dire des milliers de faits. Nous croyons que dans le court espace d'un an on peut y observer presque aussi bien qu'à Saint-Louis, toutes les espèces, toutes les variétés et toutes les nuances des affections herpétiques, depuis la dartre furfuracée la plus légère jusqu'au *lupus vorax* ou la dartre lépreuse ou éléphantiasique.

Très souvent, ordinairement même, avant de recourir aux préparations hydro-sulfureuses pour les dartres locales, nous employons des solutions ou des pommades dessiccatives inodores et d'une parfaite innocuité, telles que les préparations saturnines. En général leur action est plus prompte, elles *guérissent* ou du moins elles font disparaître plus promptement les dartres locales sèches, lors même que celles-ci paraissent offrir quelque degré d'irritation et de rougeur, circonstance qui exclut d'abord les préparations hydro-sulfureuses. Voici les formules des préparations saturnines que nous employons ordinairement.

Solution :

Pr. Eau de roses . . . . 180 gram. (6 onces).
Acétate de plomb liquide. 12 gram. (3 gros).
Mêlez.

Pommade :

Pr. Axonge. . . . . 60 grammes (2 onces).
Oxide de plomb fondu
(litharge) . . . . . 12 grammes (3 gros).
Huile volatile de thym, quelques gouttes.
Mêlez exactement.

Ces préparations s'emploient successivement ou

conjointement contre les éruptions herpétiques pustuleuses de la face, du nez et du menton, c'est-à-dire contre le *rhinagre*, le mentagre et la couperose; et si ces éruptions pustuleuses y résistent, nous avons recours à l'onguent hydro-sulfureux pour les mentagres, et à l'eau sulfureuse pour les autres. Nous n'avons jamais vu résulter d'accident ou de métastase de l'emploi de ces doux répercussifs. Nous ne les employons que chez les adultes et seulement pour faire disparaître des dartres superficielles et sèches, quelque prurigineuses qu'elles puissent être d'ailleurs. Chez les jeunes enfants, nous nous contentons de lotions et d'onctions émollientes qu'au besoin on peut rendre très légèrement sulfureuses avec le sulfure de potasse, ou tout simplement nous donnons un peu de cérat légèrement soufré. Les préparations sulfureuses sont toujours innocentes. Leur emploi ne pourrait être intempestif que dans le cas où elles causeraient de l'irritation.

Il est une dartre qui ne cède ni aux sulfureux, ni aux préparations saturnines; c'est la dartre rongeante (*lupus vorax*). Dans son principe, lorsqu'elle est encore superficielle, nous l'attaquons par l'onguent suivant :

Pr. Deutoxide de mercure
(précipité rouge). . . 2 gram. (1/2 gros).
Cérat simple. . . . . . 30 gram. (1 once).
Mêlez exactement.

Si cette dartre résiste et devient absolument rongeante comme un ulcère carcinomateux, nous la cautérisons, soit avec le nitrate acide de mercure, soit avec quelque autre caustique approprié; quelquefois même nous la traitons avec l'eau et l'onguent fuliginiques (voyez plus loin). Ou avec la pommade de *monesia* (voyez plus loin). Il y a plus, conformément au principe que nous avons établi plus haut (page 76), on pourrait cautériser comme le zona toute éruption herpétique prurigineuse, pustuleuse, vésiculaire, eczémateuse, etc., pourvu qu'elle fût circonscrite et commençante.

15. TEIGNES.

Tout ce que nous avons dit sur la division des dartres doit s'appliquer aux éruptions du cuir chevelu connues sous le nom de *teignes*.

Pour nous, toute la thérapeutique des diverses espèces de teignes consiste dans l'emploi de notre onguent hydro-sulfureux formulé à la page 131. Cette pommade assez active doit être, au moment de son emploi, soigneusement mitigée et adoucie avec du cérat ou du beurre frais, selon les diverses nuances de forme des teignes, et surtout suivant le degré d'irritation et de sensibilité des sujets. Le traitement doit en général durer de six mois à un an; c'est le meilleur remède topique que nous connaissions. Depuis plus de vingt-cinq ans nous n'en employons pas d'autre, et nous n'avons jamais été obligé de recourir à des moyens violents et barbares comme celui de la calotte, etc. Tous les autres détails du traitement de la teigne n'offrent rien de spécial; nous ne devons donc point ici nous en occuper.

TROISIÈME PARTIE.

ASTHÉNIES.

1. GASTRO-ATONIE.

La gastro-atonie est le défaut de ton, la débilité ou la faiblesse de l'estomac. Cette maladie est très-fréquente, surtout chez les femmes, dans les affections leucorrhéiques, chlorotiques, anémiques, etc. On la considère ici comme idiopathique ou indépendante de toute autre lésion, soit phlegmasique, soit organique. Voici ses principaux symptômes : Dyspepsie ou gêne; embarras, lenteur, difficulté digestive; flatulence, quelquefois nausées; vomituritions ou même vomissements; gonflement épigastrique après les repas; sentiment de faiblesse, de besoin, de malaise, de tiraillement, de douleur d'estomac, augmentant quelquefois par la pression; constipation; l'appétit est très-variable, capricieux, quelquefois nul; langue blanchâtre; goût plus ou moins dépravé, sans être cependant ni amer ni pâteux, comme dans ce qu'on appelle *embarras gastrique* et *intestinal;* faiblesse générale; figure et lèvres pâles; fibre molle et lâche; tendance à la bouffissure; amaigrissement très-léger et presque insensible quoique réel; quelques symptômes vagues d'hypochondrie; susceptibilité du système nerveux; morosité du caractère, etc.

Une remarque importante à faire, c'est qu'il existe un trouble constant dans les fonctions digestives, surtout lorsque le malade fait usage de farineux et de laitage ou de certains légumes; tandis qu'un régime contraire, tonique et restaurant, composé de substances animales, bouillons gras, viandes rôties, quelque vin généreux, est infiniment mieux supporté; circonstance très-significative et qui exclut tout élément phlogistique ou irritatif. (Voyez ce que nous avons dit sur l'alimentation explorative, page 97.)

Il résulte de ce qui précède qu'un élément atonique peut exister avec quelque degré de douleur, et nous verrons plus bas que cette douleur, qu'on peut appeler *atonique*, ne se dissipe que par les toniques seuls. D'ailleurs ne voit-on pas tous les jours à l'extérieur certains ulcères atoniques plus ou moins douloureux que les émollients seuls ne guérissent pas, et qui ne cèdent ordinairement qu'à l'emploi des excitants, de même que certaines ulcérations aphtheuses que l'on ne guérit encore que par des stimulants, comme l'acide hydrochlorique, ou une forte solution de chlorure de chaux, ou même par la cautérisation? Et ce tiraillement pénible et plus ou moins douloureux dans les leucorrhées n'appartient-il pas essentiellement à l'élément atonique? Aussi ni les opiacés ni les antiphlogistiques ne le guérissent, mais les toniques seuls.

On a dû remarquer que la gastro-atonie offre plusieurs symptômes qui lui sont communs avec la gastrite chronique. C'est surtout le trouble plus ou moins grand des fonctions digestives, la gêne, l'embarras, la lenteur, la difficulté dans la digestion ou la dyspepsie; et si à ces symptômes se joint encore une douleur épigastrique, augmentant plus ou moins à la pression, le diagnostic peut alors devenir très-difficile. Il serait souvent presque impossible d'éviter l'erreur si l'on n'avait recours au moyen dont nous avons parlé ci-dessus, c'est-à-dire à l'alimentation explorative. Ainsi, si le régime animal, le bouillon gras, le vin, etc., sont mieux supportés et subissent l'élaboration digestive sans trouble notable, et que d'un autre côté les laitages et les farineux ne passent point, vous avez acquis la certitude de l'existence de la gastro-atonie. Mais, dira-t-on peut-être, si le contraire de tout cela arrivait, il faudrait donc en conclure qu'il y a gastrite? Non, mais qu'il y a seulement complication ou combinaison de l'élément atonique avec l'élément phlogistique, c'est-à-dire qu'à la gastro-atonie s'est jointe une gastrite chronique, parce que, dans l'espèce, la somme des symptômes de la gastro-atonie qui a eu l'initiative, l'emporte sur la somme des symptômes de la gastrite qui n'est que secondaire.

Traitement de la gastro-atonie. — Si la faiblesse d'estomac est légère et récente, il suffit souvent, pour la guérir promptement, de changer le régime et de le rendre plus tonique, et d'user d'un peu de vin généreux, ou de quelque infusion amère ou de vin amer si l'appétit manquait. Si la gastro-atonie est l'effet d'un traitement trop débilitant et d'une trop longue abstinence, on emploiera le traitement contraire, c'est-à-dire un régime restaurant composé de bouillons gras, de viandes rôties, d'abord légères, comme veau, poulet, etc.; et plus tard, selon les forces digestives et le besoin, des viandes plus fortes, plus animalisées et plus toniques, comme bœuf, mouton, etc. C'est ainsi que nous avons traité quelquefois et guéri en fort peu de temps plusieurs malades, soi-disant atteints de la gastrite chronique, que les sangsues, l'abstinence de toute substance animale, de larges boissons gommeuses avaient jetés dans des langueurs et des faiblesses interminables : il a suffi, pour les guérir, de prescrire un régime contraire, et de remplacer ces breuvages débilitants par quelques vins généreux, sans avoir recours à aucune espèce de moyen pharmaceutique.

Dans les cas plus ordinaires, nous administrons avec le plus grand avantage des ferrugineux, des amers, des toniques légèrement laxatifs sous forme pilulaire, comme le sous-carbonate de fer, la poudre de gentiane, de quinquina, l'aloès, etc., à dose très-variable, mais toujours faible au commencement. Dans la gastro-atonie leuchorréique on insistera davantage sur les ferrugineux, auxquels on ajoute la poudre de quinquina, de cachou, d'aunée et l'aloès; on pourrait citer, s'il était nécessaire, des faits sans nombre pour justifier cette pratique. — Nous employons à plus haute dose encore le carbonate de fer dans la gastro-atonie chlorotique; et en général dans toutes les affections anémiques. Nous donnons en même temps quelque vin amer stomachique, comme celui d'absinthe, d'aunée, de quinquina, etc. Dans certaines faiblesses d'estomac récentes, on se borne à l'usage de ces vins toniques avec un peu de poudre de rhubarbe ou de l'eau de Seltz.

Dans une variété de la gastro-atonie, caractérisée par des vomissements atoniques ou nerveux, il est un moyen qui manque rarement son effet, c'est la poudre de colombo, quatre grammes (un gros) par jour en plusieurs prises. Nous ne connaissons pas de remède qui arrête et plus constamment et plus promptement ces sortes de vomissements. (Voyez ce que nous avons dit de cette espèce de spécifique à la page 52.) S'il existe en même temps quelque douleur un peu vive, non phlegmasique ni organique, mais nerveuse, nous ajoutons au colombo quelque préparation opiacée. En général, dans toutes les atonies de l'estomac, il faut proscrire les tisanes et les boissons aqueuses, à moins que l'on ne donne, dans certains cas où les vins médicinaux ne passent pas bien, une infusion amère ou quelque eau minérale ferrugineuse. Nous l'avons déjà dit en général pour les maladies chroniques, apyrétiques, médicaments secs; et pour les affections aiguës, médicaments liquides. S'il existe à la fois plusieurs éléments, comme l'élément atonique, le phlogistique, le nerveux, etc., on en fera la distinction au moyen de la méthode ci-dessus indiquée, et l'on commencera toujours par détruire l'élément phlogistique le premier, afin de pouvoir, après, combattre les autres par des moyens appropriés, les toniques, les calmants, etc.

Voici la formule de nos pilules toniques ordinaires :

Pr. Sous-carbonate de fer. 12 gram. (3 gros).
P. de gentiane. . . . . 12 gram. (3 gros).
Aloès . . . . 4 gram. (1 gros).
Extrait amer : quantité suffisante pour 120 pilules.

Mode d'administration. On prendra une pilule le premier jour, deux le second, et on augmente d'une chaque jour jusqu'à six en vingt-quatre heures, deux matin, midi et soir, et une heure avant les repas. Sur chaque prise de pilules on boira deux ou trois cuillerées à bouche de vin amer, fait avec une bonne pincée d'absinthe trempée à froid, dans une bouteille de vin rouge. Quelquefois le vin amer répugne aux femmes ou leur paraît ne pas bien passer; alors on s'en tient uniquement aux pilules. Dans les cas graves, on remplace l'absinthe par trente grammes (une once) de quinquina concassé.

Depuis vingt-cinq ans nous employons journellement ces pilules contre la gastro-atonie, et particulièrement chez les femmes, surtout celles qui sont mal réglées, leucorrhéiques, pâles, languissantes, qui digèrent mal, etc. Un volume suffirait à peine pour relater tout ce que nous avons observé sur ce point important. Nous nous contenterons de rapporter ici un fait ou deux d'affection gastrique grave et complexe.

Le 22 avril 1837 un mémoire à consulter nous fut adressé par M. le docteur J..., médecin de l'hospice de la ville de B....

« Mademoiselle J. D..., âgée de vingt-trois ans,
» tempérament lymphatique et nerveux, depuis
» longues années a été d'une mauvaise santé, ex-
» posée aux fréquents, longs et presque continuels
» catarrhes, aux dévoiements chroniques, aux
» mauvaises digestions; aux vomissements après

» ses repas ; la menstruation s'est opérée tardivement, difficilement, n'a jamais été régulière, s'est supprimée souvent; la leucorrhée a été fréquente; vie très-régulière; jamais d'excès; mœurs douces, régulières, très-ascétiques (menstruation supprimée depuis huit à dix mois).

» Après deux années de troubles de plus en plus prononcés dans la digestion, de fatigants dévoiements, d'expuitions catarrhales de plus en plus abondantes, l'automne dernier, en septembre, crachement de sang noir, véritable hématémèse; de plus, vomissements de glaires en abondance et de tous les aliments ingérés, qu'elle qu'en fût la nature; douleurs abdominales; selles rares, mais noires, évidemment composées de sang, entourées de glaires; amaigrissement considérable; pyrexies fréquentes dans ce temps, mais faibles, s'arrêtant quelquefois pendant quelques jours ou quelques semaines.

» Tous ces symptômes ont continué pendant plusieurs mois avec une désolante persistance, malgré un traitement anti-phlogistique suivi, et consistant en diète ou alimentation très-ténue, plusieurs applications de sangsues à l'épigastre, ou sur l'abdomen, ou à l'anus; bains de siége, fomentations émollientes, lavements émollients, boissons douces ou acidules.

» Plus tard, même insuccès par les narcotiques, les dérivatifs légers, consistant en bains sinapisés,

» applications de thériaque, ou de poix de Bour» gogne ou autre sur l'abdomen.

» Depuis trois mois la maladie s'est modifiée : » la pyrexie est presque nulle; l'hématémèse gas» trique ou *intestinale* a diminué, mais non cessé; » elle revient presque tous les jours; mais la mo» dification porte principalement sur les vomisse» ments très-abondants, quotidiens, durant ordi» nairement les deux tiers de la journée, consistant » en matières glaireuses, bilieuses, jaunes, vertes, » amères, fades, aigres. La nutrition reste impos» sible : un peu de lait d'ânesse, pris le matin, » est rendu caillé; le bouillon est vomi; le soir, » un peu de lait ou de bouillon est conservé et » probablement digéré. Malgré cette maladie grave, » et de sept mois, la malade se lève le soir et » marche dans la maison.

» Dernièrement, après une longue suspension » de traitements, quelques moyens ont été em» ployés : l'eau de Seltz a augmenté les vomisse» ments; l'assa-fœtida n'a produit aucun effet; il » est vrai que ce moyen n'a été employé que pen» dant deux jours, par la résistance de la malade. » Il était pris en fragments, que la malade mâchait » et avalait. Elle a pris une dose de sirop d'ipéca» cuanha; ce moyen n'a pas augmenté la douleur » gastrique, la malade a moins vomi que de coutu» me. Le lendemain, les vomissements ont continué » suivant leur fréquence et abondance accoutumées.

» Le ventre, exploré encore avant-hier, n'a pré» senté aucune tumeur, ni à l'épigastre, ni dans » les lombes.

» B...., 21 avril 1837. J. D. M. P.

P. S. » On propose de revenir une ou deux fois » à l'ipécacuanha, aux amers, aux toniques. Les » ferrugineux, employés deux fois en 1834 et » 1835, ou 1836, ont mal passé.

» Que penser des moxas ou des cautères appli» qués sur le ventre? » — R. Non indiqués.

Voici la réponse à ce mémoire un peu prolixe et diffus : Nous conseillons l'usage de la glace à petites doses, et fréquemment répétées, si la malade la prend avec plaisir et qu'elle paraisse en ressentir quelque bien-être.

De plus, nous estimons qu'il est à propos d'essayer l'emploi de la poudre de colombo, à commencer par une dose très-minime, comme deux ou trois grains, matin, midi et soir, en augmentant chaque jour de deux ou trois, pour aller progressivement jusqu'à dix ou douze, trois fois par jour s'il est possible.

Sur chaque prise de poudre, on prendra une cuillerée à bouche de la potion suivante :

Pr. Eau de laitue. . . . . . . 125 gram. (4 onces).
Laudanum de Sydenham. 50 gouttes.
Bi-carbonate de soude. . 2 gram. (1/2 gros).
Sirop de fleurs d'oranger. 60 gram. (2 onces).
Faites selon l'art une potion.

Un peu plus tard, on pourra essayer aussi l'eau de Vichy par cuillerées à bouche; on reprendra encore l'usage du sirop d'ipécacuanha, qu'on mêlera avec partie égale de sirop de rhubarbe et d'huile de ricin douce et récente, à prendre par cuillerées à café, toutes les deux heures, jusqu'à une selle ou deux en vingt-quatre heures. Au bout de deux jours on pourra recommencer, et ainsi de suite s'il y a lieu.

Un peu de nourriture légère, comme bouillon de poulet et de veau, et puis de bœuf, par cuillerées et fréquemment; jus de viande, etc.; crèmes de riz, d'orge, de gruau, de pain, etc.; lait coupé avec eau d'orge ou de riz, ou un peu d'eau de chaux (une cuillerée par verre); pour boisson, eau d'orge, de riz, eau panée, etc., etc.

22 avril 1837.

Vers le 10 juin environ, on nous apprend que la malade est infiniment mieux. Le petit bulletin porte que les vomissements ont cessé dès les premiers jours, au moment de l'administration de la potion calmante et du colombo. La glace n'a point été donnée. Le colombo et les calmants ont été continués pendant plusieurs semaines. Le petit mélange, légèrement laxatif, a produit une selle ou deux. Aujourd'hui, sept semaines depuis le commencement du traitement, la malade ne vomit plus du tout, mange bien et de tout, et même une demi-livre de pain par jour; les forces sont revenues; elle se promène en ville, l'embonpoint commence à revenir aussi; enfin, le peuple regarde cette guérison comme miraculeuse, ce qui veut dire que personne ne s'attendait à voir cette malade se rétablir. Le 19 juin, après deux mois, guérison confirmée.

Réflexions sur cette observation. Quelle est la nature de cette maladie ?

L'hématémèse, n'étant ici qu'une déviation menstruelle, ne peut fournir aucune indication directe et locale, en ce sens qu'on ne peut, en bonne pratique, chercher à rappeler le flux menstruel par des moyens directs et locaux. Ces derniers seraient probablement inutiles et sans résultat; ou si leur emploi était suivi de quelque évacuation, celle-ci serait plus nuisible qu'utile, et la malade n'en éprouverait qu'un surcroît de faiblesse. En voici la raison

Une aménorrhée chronique, chlorotique, anémique, comme dans le cas dont il s'agit, ne peut fournir qu'une indication générale. On ne peut et on ne doit donc la remplir que par des moyens généraux, les toniques et spécialement les ferrugineux, dans le but de rendre au sang sa qualité plastique première; et par une alimentation analeptique et restaurante, afin de favoriser les fonctions hématosique et nutritive. C'est dans la condition seule d'une bonne hématose et d'une parfaite nutrition que la menstruation peut s'établir et devenir véritablement utile et salutaire; il ne s'agit donc pas ici de l'hématémèse. Procédons par voie d'exclusion.

Il faut que le cas, dans l'espèce donnée, soit ou une affection squirrheuse, ou une gastrodynie, ou une gastrite chronique, ou enfin une gastro-atonie. Il est évident que ce n'est pas un squirrhe de l'estomac, parce qu'un squirrhe de ce genre, arrivé au point de forcer l'estomac à rejeter toute espèce de nourriture, même le lait d'ânesse, de causer un *amaigrissement considérable et de rendre la nutrition impossible*, ne se guérit plus du tout. — On ne peut pas dire non plus que ce soit une gastralgie ou une gastrodynie. Dans le cas de notre observation l'épigastralgie paraît fort légère, si toutefois elle existe. Dans la gastralgie ou la gastrodynie, quoique les douleurs soient vives, l'alimentation est possible, la digestion se fait ordinairement d'une manière à peu près normale, et la nutrition subsiste. Il faut donc enfin que la maladie en question soit une gastrite chronique ou une gastro-atonie.

Maintenant voyons. Y a-t-il gastrite chronique? Il est fâcheux que le mémoire ne dise pas s'il y avait douleur à l'épigastre, augmentant ou non à la pression, et qu'il ne parle pas non plus de l'état de la langue. Le silence, sur ce point, autorise à croire que l'on n'y a rien vu d'anormal.

L'alimentation explorative n'a rien appris et n'a servi de rien au diagnostic, parce qu'une excessive susceptibilité de l'estomac, ou l'innervation exaltée ou pervertie de ce viscère, avait paralysé toute fonction digestive et n'avait permis aucune espèce d'alimentation. Mais il y a plus, la médication pharmaceutique ou le traitement médical qui est l'objet de l'alimentation explorative a été employé en vain. Et en effet, les antiphlogistiques actifs, consistant en plusieurs applications de sangsues à l'épigastre, ou sur l'abdomen, ou à l'anus, la diète, ou une alimentation très-ténue, les boissons douces et acidules, les émollients de toute espèce, tout cela n'a exercé aucune influence favorable sur la marche de la maladie; et dès lors on pouvait raisonnablement croire qu'une méthode contraire, légèrement tonique et calmante, produirait un meilleur effet, et c'est ce qui est arrivé.

Maintenant, s'il est vrai que la thérapeutique soit le *critérium* de la nature de la maladie, il faudra en conclure que, dans le cas difficile et complexe que nous examinons, il n'y a point de gastrique chronique, mais un élément atonique, plus un élément nerveux, c'est-à-dire la variété de la gastro-atonie, caractérisée par les vomissements, jointe à une excessive sensibilité nerveuse de l'estomac. Il fallait donc, en dernière analyse, s'arrêter aux éléments atoniques et nerveux, et s'attacher à remplir les indications fournies par ces deux principes morbides ; c'est ce qu'on a fait par les calmants, les opiacés et quelques préparations toniques spéciales, comme la préparation de colombo, etc. Nous pensons que si la glace avait été prise, la guérison en eût été plus prompte encore.

Cette observation nous rappelle, entre un grand nombre d'autres cas, un fait assez récent de gastro-atonie primitive, ou suite peut-être d'une gastrite chronique, chez une jeune dame très-mal ou point réglée. Elle était faible, pâle, languissante et incapable de devenir mère, parce qu'elle était épuisée par un long traitement fastueusement qualifié de *physiologique*, la diète, les laitages, les boissons gommeuses, et surtout des sangsues en grand nombre, dont on réitérait souvent l'application pour combattre une douleur d'estomac qui ne cessait jamais, quoiqu'elle se modérât momentanément par les saignées locales. Cette épigastralgie, par un excès de susceptibilité nerveuse générale et locale, augmentait considérablement par la pression manuelle. Nous avons traité cette malade par nos pilules toniques ordinaires (*v.* p. 141), en commençant par une dose très-minime et explorative; on y a ajouté quelques pilules calmantes d'extrait aqueux thébaïque, un régime tonique, bouillon gras, jus de viande, et la malade n'a pas tardé, sous l'influence de ce traitement, à reprendre des forces, de la fraîcheur, à se rétablir, en un mot, et à devenir mère.

Enfin, un dernier moyen que nous employons avec beaucoup d'avantage, c'est la glace. Ce puissant tonique sédatif nous rend depuis quelques années les plus grands services. C'est encore particulièrement chez les femmes que son action a été le plus prononcée. Une jeune dame entre autres, atteinte d'une gastro-atonie au dernier degré, réduite à un état de marasme presque squelettique, ne mangeant presque plus, ne digérant rien, désespérant de pouvoir jamais recouvrer sa santé totalement perdue, pensait sérieusement à faire ses dernières dispositions. Tous les genres de traitements avaient échoué, même les plus toniques, que l'on avait pu tenter d'autant plus impunément que la malade n'accusait jamais aucune douleur d'estomac ni par l'ingestion des médicaments, ni par celle des aliments. Ce viscère paraissait insensible à ce genre de stimulation ; nous crûmes que ce défaut de sensibilité organique était l'effet d'un relâchement extrême de la muqueuse gastrique, ou plutôt que ce manque d'innervation avait déterminé ce relâchement de la muqueuse, ou que celle-ci était le siége d'une stase sanguine, variqueuse ou pléthorique, et que la maladie était, comme dit le vulgaire avec plus de vérité peut-être, *un véritable échauffement d'estomac*. Quoi qu'il en soit, toujours est-il qu'après avoir essayé en vain toutes les médications toniques et calmantes, nous n'avons trouvé qu'un seul remède vraiment efficace; c'est la glace, qui a excité l'appétit et les fonctions digestives, et par là la malade s'est rétablie peu à peu, a pris des forces avec un certain embonpoint, et se porte fort bien aujourd'hui. La preuve que ce mieux obtenu était l'effet de la glace et non un résultat fortuit et coïncident, c'est qu'aussitôt que la glace manquait la malade retombait dans sa première faiblesse ou, selon son expression, *dans ses grands anéantissements*, lesquels cessaient constamment sous l'influence du tonique réfrigérant. Elle a fini par en faire venir toutes les semaines d'une grande ville voisine. Depuis ce temps nous avons encore observé plusieurs autres faits fort remarquables et très-propres à faire ressortir tous les bons effets de la glace, et entre autres le suivant.

Il y a un an, nous vîmes un vieillard qui ne prenait presque plus aucune nourriture, et qui ne quittait plus le lit. Il accusait une grande oppression et paraissait dans un état d'anxiété tel que nous crûmes un instant à l'existence d'un hydropéricarde; le médecin ordinaire avait même déjà pronostiqué une fin très prochaine. Tous les remèdes ayant été inutiles, nous fîmes administrer à ce malade de larges doses de glace qui lui rendirent peu à peu l'appétit et les facultés digestives autant que son âge de quatre-vingt-quatre ans pouvait le permettre. Aujourd'hui, à l'âge de quatre-vingt-cinq, il se porte parfaitement et fait honneur au repas. Quelque temps après, une religieuse, qui dépérissait visiblement et qui marchait rapidement vers le marasme par un défaut presque absolu de digestion et de nutrition, reçut le même bénéfice de l'emploi persévérant de la glace.

En général son emploi est indiqué toutes les fois que les malades prennent avec plaisir les boissons froides, ce qui arrive presque toujours dans les irritations ou *échauffements* chroniques de l'estomac. Toutes les fois donc que cette circonstance se présente dans les maladies chroniques du ventricule, quelle qu'en soit la nature, on peut avec avantage prescrire les réfrigérants, du moins sous forme de boissons. Dans les faiblesses gastriques considérables, nous y ajoutons quelquefois un peu de vin de Malaga. (Voyez ce que nous avons dit là-dessus, p. 103.)

2. LEUCORRHÉE CHRONIQUE, ATONIQUE OU PASSIVE, C'EST-A-DIRE AVEC FAIBLESSE GÉNÉRALE, DÉRANGEMENT DIGESTIF, SENTIMENT PÉNIBLE DE TIRAILLEMENT D'ESTOMAC OU GASTRO-ATONIE SYMPTOMATIQUE, etc.

Indépendamment du régime tonique et de tous les moyens hygiéniques appropriés à ce genre d'affection et connus de tout le monde, nous employons ordinairement les pilules suivantes :

Pr. Sous-carbonate de fer. . 12 gram. (3 gros).
P. de cachou. . . . . . . 12 gram. (3 gros).
Aloès . . . . 4 gram. (1 gros).
Térébenthine de Venise, quantité suffisante pour 120 pilules.

Mode d'administration. Une pilule le premier jour, deux le second, et on augmente d'une chaque jour jusqu'à six en vingt-quatre heures, deux matin, midi et soir, et une heure avant les repas.

Sur chaque dose de pilules on prendra deux ou trois cuillerées à bouche de vin d'aunée fait avec trente grammes (une once) de racine concassée d'aunée trempée à froid dans une bouteille de vin rouge.

C'est à peu près là tout le traitement que nous opposons à la leucorrhée passive, et généralement nous avons lieu d'en être satisfait.

3. CHLOROSE, AMÉNORRHÉE OU DYSMÉNORRHÉE CHRONIQUE PASSIVE, ASTHÉNIQUE OU LE SANG EST APPAUVRI, PALE, DÉCOLORÉ ET DÉPLASTIQUÉ, ET EN GÉNÉRAL TOUTES LES AFFECTIONS ANÉMIQUES.

La chlorose se reconnaît facilement aux symptômes suivants : décoloration générale de la peau, figure pâle ou d'une légère teinte jaunâtre et verdâtre, χλωρὸς ; bouffissure légère, œdème des paupières, yeux cernés et languissants; altération des fonctions digestives, dyspepsie, dépravation de l'appétit ou du goût, amaigrissement, faiblesse, oppression; diminution, suppression ou rétention des règles, ou un dérangement cataménial quelconque. Quelquefois, cependant, la menstruation est en apparence presque normale, appauvrissement, décoloration et déplastication du sang; bruits de souffle dans les grosses artères, et notamment dans les carotides et les sous-clavières; diverses aberrations nerveuses; symptômes hystériques, mélancoliques; douleurs céphaliques, névralgiques; palpitations et quelquefois apparence d'affection organique du cœur avec anhélation au moindre exercice, circonstance importante à noter pour se préserver de toute erreur de diagnostic.

Outre le régime diététique ou alimentaire, ci-dessus mentionné, page 153, nous administrons avec le plus grand avantage les pilules suivantes :

Pr. Sous-carbonate de fer. 18 gram. (4 gros 1|2).
Poudre de racine d'aunée. . . . . 12 grammes (3 gros).
Aloès. . . . . 3 gram. (2 scrupules).
Extrait de gentiane ou de ménianthe, quantité suffisante pour 120 pilules.

Mode d'administration. Une pilule le premier jour, deux le second, et on augmente d'une chaque jour jusqu'à six en vingt-quatre heures, deux, matin, midi et soir, et une heure avant les repas.

Sur chaque dose de pilules on prendra deux ou trois cuillerées de vin amer, fait avec une bonne pincée d'absinthe trempée à froid dans une bouteille de vin rouge.

Au besoin, c'est-à-dire si la chlorose est intense et grave, au lieu de vin d'absinthe on donnera chaque jour trois cuillerées de vin chalybé du codex, une, matin, midi et soir, sur chaque prise de pilules.

Ces pilules ne le cèdent pas en activité à celles de Blaud, ou du moins elles produisent d'aussi bons effets et aussi constamment. Elles ont de plus, selon nous, le mérite d'être plus simples et d'une plus facile confection. Nous les avons prescrites une infinité de fois et toujours avec beaucoup de succès. Souvent nous avons été étonné du changement rapide qui s'opérait dans l'état des malades, et particulièrement dans le teint et la carnation de la figure.

4. SCROFULES PASSIVES (ASTHÉNIES LYMPHATIQUES), ENGORGEMENTS LYMPHATIQUES, etc.

Les scrofules sont trop connues pour qu'il soit nécessaire de les définir. Le médecin le moins instruit les reconnaît ordinairement au premier aspect.

Les moyens tout tirés de l'hygiène font la base de la thérapeutique des scrofules : peut-être même souvent sont-ils toute la thérapeutique vraiment nécessaire. Quoi qu'il en soit, ce traitement hygiénique est certes trop populaire pour exiger de notre part une exposition détaillée. Passons donc au traitement purement médical ou pharmaceutique.

Autrefois nous traitions presque tous les scrofuleux, qui affluent toujours ici en si grand nombre, par l'élixir suivant :

Pr. Racine de gentiane concassée. . . . . 30 gram. (1 once).
Sous-carbonate de soude pulvérisée. . . . . . . 12 gram. (3 gros).

Mêlez et faites tremper dans un litre d'eau-de-vie.

Mode d'administration. On prendra une cuillerée à bouche, matin et soir, délayée dans un verre d'une forte infusion d'absinthe et de fleurs de houblon.

Pour les sujets de dix à quinze ans, on en donnera trois cuillerées à café par jour, une, matin, midi et soir, mêlées dans un demi-verre de la tisane ci-dessus et une heure avant les repas. Pour les enfants de quatre à dix ans, deux cuillerées à café, une, matin et soir.

Au-dessous de quatre ans, on donne deux petites cuillerées à café par jour, une, matin et soir, du mélange suivant :

Pr. Sirop de quinquina pré-
paré au vin. . . . . 125 gram. (4 onces).
Sirop de rhubarbe. . . 60 gram. (2 onces).
Teinture de gentiane. . 8 gram. (2 gros).
Mêlez.

Cette médication doit être continuée de trois mois à un an. Il est inutile de faire observer que ce traitement serait contre-indiqué dans les scrofules actives ou avec irritation. Nous traitons ces dernières par les anti-phlogistiques modérés, le régime maigre, rafraîchissant et délayant, l'usage de quelques fruits, et quelquefois même des laitages dans quelques cas particuliers où il y a irritation des voies digestives. En ce moment même nous traitons un jeune homme très-sanguin qui paraît atteint de scrofules actives, caractérisées par un engorgement considérable à chaque côté du cou, dont un a déjà déterminé un abcès. L'autre s'aplatit avec diffusion et descend jusqu'à la clavicule. Depuis quelque temps aussi, un autre abcès s'était manifesté au périnée. Nous avons attaqué ces engorgements naissants avec nos pilules de chlorure d'or, dont nous parlerons bientôt. Sous leur influence, on a vu disparaître un léger engorgement axillaire, sans que les ganglions du cou aient paru subir aucun changement en mieux.

Sur ces entrefaites ont paru, d'après celles de M. Lisfranc, les observations remarquables de M. le docteur Payan d'Aix, sur l'hydro-chlorate de baryte contre les scrofules actives. Ce remède est employé par l'auteur comme anti-phlogistique contro-stimulant, ou comme agent hyposthénisant avec le régime maigre. (Voir la *Revue médicale*, n° de février 1841.) Le malade dont nous parlions tout à l'heure, paraissant offrir toutes les conditions de succès, nous lui fîmes subir le traitement du docteur Payan, en commençant par cinq centigrammes (un grain) d'hydro-chlorate de baryte. Nous en avons successivement et rapidement porté la dose jusqu'à plus d'un gramme (vingt grains) par jour, et, depuis plus de six semaines que le malade est soumis à cette nouvelle médication, nous ne voyons encore aucune marque d'amélioration, bien que depuis environ un mois il prenne près d'un gramme par jour d'hydro-chlorate de baryte. Mais laissons le malade pour le moment et revenons à l'ancien traitement stimulant et tonique. Peut-être avons-nous eu tort de l'abandonner entièrement pour adopter le traitement qui, depuis une quinzaine d'années, comme on sait, est devenu tout à fait de mode, nous voulons dire les nombreuses préparations d'iode. Nous avons aussi beaucoup employé ce nouvel agent thérapeutique, quoique, probablement, bien moins souvent que M. le docteur Lugol ; mais nous sommes loin d'avoir obtenu d'aussi beaux résultats que cet estimable médecin. A la vérité, nous avons vu assez souvent les symptômes scrofuleux se modifier, s'atténuer ou diminuer pendant l'administration des préparations d'iode; mais ces effets salutaires, nous les avions également déjà constatés autrefois en employant l'ancien traitement tonique. Assez souvent aussi nous avons remarqué chez les scrofuleux soumis au traitement d'iode, sinon un développement progressif, du moins un état stationnaire de l'ensemble des symptômes, sans aucune tendance vers la guérison. D'un autre côté, nous avions déjà reproché le même insuccès à l'ancien traitement. Ces variations ou ces oscillations thérapeutiques se font même remarquer quelquefois sous l'empire seul de la médecine purement hygiénique. Nous avons vu des engorgements jugulaires considérables, plusieurs fois disparaître et reparaître spontanément sans aucune médication pharmaceutique.

Dans ce parallèle que nous venons d'établir entre ces deux méthodes de traitement, nous supposons qu'on les applique aux scrofules générales, constitutionnelles, diathésiques avec ulcérations glanduleuses ou cutanées, lésions articulaires, etc., et non à de simples engorgements lymphatiques, solitaires, locaux, non ulcérés encore; car, dans ce dernier cas, nous avons vu assez souvent la simple pommade d'iodure ou d'hydriodate de potasse produire de très-bons effets; mais plus souvent peut-être avons-nous constaté sa complète inefficacité. Dans ces occurrences beaucoup trop nombreuses, nous avons eu recours au chlorure d'or et de soude dont nous parlerons ci-après.

Une autre vérité thérapeutique sanctionnée par l'expérience de la plupart des praticiens, c'est que l'iode porte son activité atrophiante spécialement sur les glandes sécrétoires externes, comme les organes mammaires, les testicules, etc., et spécifiquement sur le corps thyroïde. Or il est certain que cette action atrophiante est infiniment moins prononcée sur les ganglions lymphatiques; donc, d'après cela et d'après nos observations, l'iode ne serait pas autant qu'on le pense communément le modificateur spécial des glandes lymphatiques engorgées ou hypertrophiées. Nous avons lieu de croire, et c'est encore l'expérience qui nous y autorise, que le chlorure d'or et de sodium est un excitant au moins aussi actif et aussi spécial du système lymphatique que les préparations iodiques : un jour peut-être il l'emportera sur ces dernières.

Voici les formules suivant lesquelles nous avons presque toujours employé l'iode contre les scrofules.

Pr. Hydriodate de potasse. . 4 gram. (1 gros).
Eau distillée . . . . 60 gram. (2 onces).

Faites une solution exacte.

Mode d'administration. On commence par huit gouttes matin, midi et soir, délayées dans un verre d'eau d'orge sucrée, et une heure ou deux avant les repas ; le second jour on en prendra trois fois dix gouttes ou trente par jour, et on augmente ainsi de deux gouttes à chaque prise, ou de six par jour, jusqu'à trois fois quarante, ou cent vingt en vingt-quatre heures, dose que l'on ne dépassera point et que l'on diminuerait si l'on éprouvait de la chaleur, de la douleur dans l'estomac, des maux de tête, etc.

En outre on frictionnera matin et soir la partie affectée avec gros comme une noisette de la pommade suivante :

Pr. Hydriodate de potasse. . 4 gram. (1 gros).
Axonge. . . . . 30 gram. (1 once).

Mêlez exactement.

Chaque friction se fera pendant cinq à six minutes ou jusqu'à parfaite absorption. Voilà notre traitement ordinaire.

Maintenant, à laquelle de ces deux méthodes de traitement devions-nous nous attacher définitivement? Toutes deux, elles nous ont paru souvent utiles ; assez souvent aussi, il est vrai, toutes deux sont demeurées sans effet appréciable, mais elles n'ont jamais nui. Nous avons donc fait comme à l'article du traitement de l'asthme à l'égard de nos poudres dites anti-asthmatiques expectorantes, nous les avons réunies ; et nous nous en sommes bien trouvé, toutefois en les modifiant et en les nuançant selon la gravité ou l'intensité de la maladie et le degré de susceptibilité ou d'irritabilité nerveuse ou inflammatoire des sujets. Nous mettons un intervalle notable entre l'administration de ces deux agents thérapeutiques. L'iodure de potasse se donne une ou deux heures avant les repas, et l'autre médicament ou l'élixir quelques heures après.

Pour les engorgements lymphatiques (scrofule locale) des glandes jugulaires ou des autres ganglions des régions voisines qui ont résisté aux préparations d'iode, nous les combattons, et souvent avec le plus grand avantage, par les pilules de chlorure d'or et de soude. Il n'y a que deux ou trois ans que nous avons adopté cette méthode de traitement, qui, comme on sait, a été d'abord particulièrement proposée et vantée par Chrestien de Montpellier. Mais, depuis, M. le docteur Legrand a entrepris de nouveaux travaux sur ce puissant agent thérapeutique, et a composé un livre où il rapporte un très-grand nombre de faits qui semblent hautement prouver l'efficacité des préparations aurifères. C'est la lecture de cet excellent ouvrage qui nous a déterminé à recourir au chlorure d'or et de sodium contre les engorgements lymphatiques du cou et les tumeurs lymphatiques ou squirrhoïdes des seins.

Nous croyons avoir observé jusqu'à ce jour douze à quinze faits où ces pilules paraissent avoir produit une amélioration très-marquée. C'étaient des cas où les préparations d'iode avaient tout à fait échoué, et en général les engorgements étaient assez considérables. Depuis quelque temps surtout, nous donnons assez souvent les pilules d'or, et hier encore nous les avons prescrites deux fois. Il y a cinq ou six jours, une femme vint réclamer avec instance de nouvelles pilules pour achever de guérir un engorgement considérable qu'elle portait au côté droit du cou. Cette malade avait déjà employé pendant longtemps la pommade d'hydriodate de potasse sans en retirer aucun avantage. Cet insuccès ou cette nullité d'effet de l'iode nous détermina à lui faire donner des pilules d'or pour six semaines. Au bout de ce temps, elle revint, et on aperçut à peine quelques vestiges de l'engorgement. Elle voulait, comme elle disait, *continuer le remède, afin que son mal ne revînt pas*. Nous pourrions citer plusieurs autres faits semblables. Mais souvent aussi le mal disparaît bien plus lentement, et ce n'est le plus souvent qu'au bout de quelques mois que la résolution s'opère plus ou moins complétement; car souvent il reste une espèce de noyau irrésoluble qui résiste à tout remède, et que le temps seul use et dissipe ordinairement à la longue. Enfin, nous devons le dire aussi, nous avons constaté plusieurs faits où les pilules de chlorure d'or et de soude ont échoué aussi bien que l'iode.

Voici la formule de ces pilules et la manière dont nous les administrons.

Pr. Chlorure d'or et de soude. 10 cent. (2 grains).
Poudre d'amidon. . . . . 2 gram. (1/2 gros).
Gomme arabique. . . . . 1/2 gram. (10 gr.).
Eau distillée, quantité suffisante pour 40 pilules.

Mode d'administration. Tous les soirs on écrasera une de ces pilules pour en faire une friction sur la langue, les gencives et l'intérieur des joues. Chaque friction se fera pendant quelques minutes. On fera en sorte de ne rien cracher, c'est-à-dire qu'on doit avaler ce qui pourrait rester de la matière de la friction.

Au bout de vingt jours, on fera deux frictions par jour, de la même manière, une matin et soir, et on continuera ainsi pendant plusieurs mois s'il est nécessaire.

Quand, après un mois, on fera renouveler les pilules, on mettra quinze centigrammes (trois grains) de chlorure d'or et de sodium, et on continuera cette proportion les mois suivants. Il faut noter que l'on n'observe ordinairement quelque effet que lorsqu'on est arrivé à la fin de la deuxième boîte, c'est-à-dire au bout de six semaines.

Certains engorgements lymphatiques ou indurations cellulaires considérables, situés sur les membres ou dans leurs concavités, n'ont pu être dissipés que par des douches thermales fortement excitantes. C'est par ce moyen aussi efficace que simple que nous avons fait disparaître plusieurs fois d'énormes tumeurs qui remplissaient complétement le creux du jarret. Il est inutile de dire que ces tumeurs dures et indolentes avaient résisté à tous les autres topiques dits fondants ou discussifs.

5. GOÎTRE, THYROCÈLE OU BRONCHOCÈLE.

Nous entendons par goître l'engorgement ou plutôt l'hypertrophie pure et simple de la glande thyroïde sans dégénération de son tissu. Ainsi, d'après cette définition, bien des tumeurs plus ou moins volumineuses, squirrheuses, tuberculeuses, etc., de la gorge ou de la région thyroïdienne, ou formées par le corps thyroïde lui-même, ne sont pas de vrais goîtres; pas plus que des sarcocèles ne sont des orchites chroniques ou des engorgements chroniques des testicules ou des indurations du tissu cellulaire adhérent aux testicules, pas plus que des squirrhes des organes mammaires ne sont des engorgements chroniques des seins (mammites) ou des indurations du tissu cellulaire ambiant.

MM. Trousseau et Pidoux font très-bien remarquer dans leur excellente Thérapeutique que c'est faute d'avoir suffisamment distingué le vrai goître d'avec le faux que les résultats pratiques ont paru quelquefois se contredire. Nous avons pourtant quelque peine à croire qu'à Paris, à Londres et dans quelques grandes villes d'Allemagne, le goître soit aussi rebelle à l'iode que le prétendent MM. Trousseau et Pidoux ; et si cela est réellement, c'est parce que les malades atteints de maux incurables affluent ordinairement dans les capitales. Par là on s'expliquera facilement la différence des résultats thérapeutiques, et on se rendra compte des insuccès des préparations d'iode mal à propos administrées contre de prétendus goîtres, c'est-à-dire contre des dégénérescences squirrheuses, cancéreuses, encéphaloïdes, tuberculeuses, osseuses, cartilagineuses, calcaires, tophacées, kysteuses du corps thyroïde. Ce sont ces dégénérescences qui, suivant MM. Trousseau et Pidoux (*Thérapeutique*, etc., t. I, p. 267), forment *en général* les *bronchocèles que l'on observe à Paris et dans d'autres contrées*. Ce sont donc ces lésions organiques qui constituent le faux goître, le goître incurable et rebelle à l'action de l'iode, et aussi rebelle que le sarcocèle et le squirrhe mammaire. Nous qui n'exerçons pas à Paris ni dans une contrée où le goître soit réputé endémique, c'est-à-dire vrai, pur, *légitime*, nous croyons cependant, pour notre part, avoir traité par l'iode, depuis Coindet, peut-être trente à quarante goîtres, et nous estimons qu'au moins les deux tiers des malades ont été guéris. Nous avons vu se dissiper presque entièrement sous l'influence des médicaments que nous indiquerons tout à l'heure, des goîtres énormes, monstrueux, que certes nous n'espérions guère pouvoir détruire par aucun remède. Nous pensons donc qu'un tiers des cas au plus a résisté à la puissance thérapeutique de l'iode; et même quelquefois, à l'aspect, à la consistance et à la forme de la tumeur, nous étions presque sûr de ne rien obtenir ni de l'iode ni d'aucune autre médication. Ce résultat pratique paraît assez bien s'accorder avec ceux obtenus en Suisse par Coindet et en Italie par Bréra, et même en France par Janson, Angelot, etc. Je ne sache pas que la Normandie et le Perche (Orne), où nos observations ont été faites, soient, par leur situation géohydrographique, aussi connus pour leurs endémies de goîtres que certains cantons de la Suisse, le Valais en particulier, ou quelques vallées marécageuses de l'Italie.

Quant aux préparations d'iode que nous avons toujours employées, ce sont absolument celles déjà ci-dessus rapportées, et que nous opposons aux scrofules (voyez page 161), la solution et la pommade d'hydriodate de potasse. Le premier effet de ce traitement est souvent un certain travail dans la tumeur, un léger éréthisme et un peu de douleur. Le goître semble quelquefois augmenter de volume, et ce n'est qu'après l'apparition de ces phénomènes momentanés qu'il commence à décroître insensiblement. On voit, d'après cela, que quelques semaines peuvent s'écouler avant que l'on obtienne un résultat positif et sensible, et que par conséquent on doit continuer le traitement avec persévérance pendant plusieurs mois, avec l'attention de le suspendre de temps en temps pendant huit à dix jours, surtout au moment ou l'on éprouverait quelque effet particulier que l'on croirait pouvoir raisonnablement attribuer à l'action du remède. Ces interruptions momentanées rendent le traitement et plus sûr et plus efficace.

A la suite des affections strumeuses et lymphatiques asthéniques, nous plaçons les asthénies lymphatiques avec dégénération de tissu, c'est-à-dire les squirrhes et les cancers, et ceux-ci même seront suivis des asthénies du système lymphatique absorbant ou des hydropisies passives. Sans doute il y a de la disparité et, si l'on veut, une sorte d'hétérogénéité dans ce classement de maladies en apparence si différentes entre elles et de nature et de forme; nous devons en convenir; mais on sait assez que toute classification nosologique est difficile, et que souvent même elle est l'écueil de tous les nosographes. Une raison qui nous a déterminé à grouper dans la catégorie des asthénies toutes ces diverses maladies, c'est qu'elles sont toutes plus ou moins modifiables par les stimulants généraux ou spéciaux. Au surplus, nous n'attachons que fort peu d'importance à ce point de nosologie générale, et nous pensons que les praticiens seront entièrement de notre avis. Poursuivons donc notre marche.

6. SQUIRRHE ET CANCER DE L'ESTOMAC.

Symptômes principaux. Gêne, pesanteur presque habituelle, ou douleur sourde et profonde dans la région de l'estomac qui se fait sentir à jeun, mais plus particulièrement après les repas; aigreurs persistantes, flatuosités très fréquentes et grande quantité de gaz tantôt inodores et tantôt fétides; de temps en temps les douleurs de la région épigastrique augmentent et peu à peu deviennent continues; il y a constipation; les selles deviennent de plus en plus rares, ce qui commence déjà à caractériser davantage l'affection squirrheuse; légers vomissements, assez rares d'abord, de matières aqueuses, filantes, visqueuses ou glaireuses, aigres ou insipides, et surtout le matin à jeun; dans la suite, quelques gorgées d'aliments sont rejetées après les repas. Voilà les principaux symptômes du squirrhe ou du cancer commençant de l'estomac. A une époque plus avancée, tous ces symptômes augmentent; les douleurs sont beaucoup plus fortes; les vomissements deviennent plus fréquents, sont couleur de lie de vin ou de chocolat, de café ou de suie détrempée; en palpant on découvre assez ordinairement dans la région épigastrique une tumeur dure, plus ou moins volumineuse. La figure est jaunâtre et offre le teint cancéreux ; le malade maigrit beaucoup, tombe dans le marasme : on sait le reste.

Il est très-facile de confondre le squirrhe commençant de l'estomac avec la gastrite chronique, et la méprise est très-excusable. L'alimentation explorative n'apprend rien ici ; les laitages et les farineux sont, comme dans la gastrite chronique, mieux supportés que le régime gras : heureusement, les mêmes remèdes conviennent, dans la plupart des cas, à ces deux maladies ; excepté cependant les saignées, que l'on ne doit employer dans le squirrhe que lorsqu'il existe un élément pléthorique. Voici cependant quelques réflexions qui pourront aider à distinguer ces deux affections :

L'état général, la forme extérieure des symptômes, la nature des douleurs et de la constipation, l'abondance des vents, les vomituritions glaireuses, tout cela doit faire incliner pour le squirrhe, surtout quand on considère la nullité d'effet ou plutôt le mauvais résultat des anti-phlogistiques ou des saignées locales dans cette dernière affection ; tandis que, dans la gastrite chronique, les médications anti-phlogistiques modérées procurent un soulagement positif et durable, et guérissent ordinairement. La gastrite chronique existe à tout âge ; le squirrhe jamais avant vingt-cinq ans, et très-rarement avant trente ans. S'il existe des vomissements et qu'ils aient débuté tout à coup, si le malade, quoique très amaigri, n'a point encore la figure jaunâtre, on a tout lieu de croire que la maladie n'est qu'une gastrite chronique.

Le traitement du squirrhe, comme on sait, est purement palliatif, au moins quand la maladie est bien caractérisée. Nous nous bornons à prescrire un régime très-adoucissant : la diète blanche, les laitages et les farineux légers, les mucilagineux sucrés, les végétaux et toutes les substances alimentaires que l'estomac supporte le mieux.

Au reste le traitement est à peu près, sous ce rapport, celui de la gastrite chronique, hors les saignées. Les sangsues à l'épigastre ou à l'anus ne conviendraient que dans le cas où il y aurait beaucoup de douleur, ou un élément pléthorique.

C'est particulièrement dans cette maladie, que nous donnons à haute dose les calmants et les stupéfiants : comme les opiacés, l'extrait de jusquiame, de ciguë, etc.; mais spécialement les diverses préparations d'opium, les eaux de Seltz, de Vichy, la bière ou petite bière, au lieu de vin pendant les repas. Le traitement doit en général subir beaucoup de modifications, suivant l'intensité de la maladie, la prédominance des symptômes, ou les dispositions particulières du malade.

Quand les douleurs sont fort vives et que les calmants ordinaires, l'opium à haute dose, ne produisent point un soulagement notable, nous y avons ajouté quelquefois l'extrait de ciguë, non comme fondant, mais comme sédatif spécial ou stupéfiant, dans le but de changer d'une manière quelconque, directement ou indirectement, le mode de sensibilité ou de vitalité de l'estomac, ou plutôt pour en diminuer l'innervation, et d'enrayer par là et rendre stationnaire le travail organique du squirrhe, ou plutôt encore pour en suspendre simplement la marche pendant quelque temps.

Cette médication stupéfiante nous fait rappeler un fait assez remarquable que nous avons eu occasion de voir en 1815 ou en 1816. Une femme, atteinte d'une affection organique de l'estomac ou d'un squirrhe du pylore, vomissait tous les jours à peu près tout ce qu'elle prenait; elle éprouvait de vives douleurs à l'estomac, avait déjà beaucoup maigri et offrait un teint jaunâtre et cancéreux. Je lui prescrivis les pilules d'extrait de ciguë à haute dose, avec l'extrait aqueux thébaïque également à haute dose, trente à quarante centigrammes (six à huit grains) par jour, mais par gradation, s'entend. A l'aide de ce traitement, les douleurs et les vomissements ont été suspendus; la malade a pris des forces et même un peu d'embonpoint, son teint aussi s'est éclairci au point d'annoncer presque toutes les apparences extérieures d'une santé parfaite : mais malheureusement ce mieux, aussi notable qu'inespéré, ne s'est point soutenu, et tous les symptômes d'un cancer du pylore, qui n'avaient été que momentanément comprimés ou enrayés dans leur marche, se sont reproduits avec violence ; et la malade, que je perdis alors de vue, a fini très-probablement par succomber à un mal radicalement incurable. Depuis cette époque, nous avons donné encore assez souvent la ciguë à l'intérieur unie à l'opium (voyez les pilules de ciguë p. 175); mais avec beaucoup moins d'avantage, et même le plus souvent sans effet appréciable du côté de la ciguë : c'est ce qui, depuis déjà bien des années, nous a déterminé à ne plus traiter les affections squirrheuses et cancéreuses que par les préparations opiacées seules (nos pilules calmantes thébaïques, p. 59), avec le régime féculent et lacté.

7. SQUIRRHE ET CANCER DES SEINS.

Nous avons encore employé, il y a vingt et quelques années, l'extrait de ciguë à l'intérieur contre les tumeurs squirrheuses des seins ou réputées telles. Nous nous rappelons seulement deux ou trois faits au plus de guérison de tumeurs lymphatiques qu'on avait crues squirrheuses et qu'on avait même voulu extirper. Nous les avons traitées d'abord par les antiphlogistiques, les sangsues, les cataplasmes émollients laudanisés, suivis de'mplâtre de ciguë et de l'extrait de ciguë à l'intérieur. Ces tumeurs se sont dissipées au bout de plusieurs mois ; et nous en avons conclu que nous n'avions eu affaire qu'à des tumeurs purement lymphatiques ou des engorgements du tissu cellulaire qui entoure la glande mammaire, ou tout au plus à une induration ou à une inflammation chronique de cette glande elle-même (mammite chronique). Depuis ces faits nous avons encore employé quelquefois l'extrait de ciguë, mais en vain : les squirrhes ou les tumeurs squirrhoïdes ont marché malgré les sangsues, les topiques émollients et calmants, les emplâtres réputés fondants, les pommades sédatives d'extrait de belladone, de ciguë et d'iodure de plomb, l'extrait de ciguë à l'intérieur, etc.

C'est d'après la formule suivante que nous avons employé la ciguë :

Pr. Extrait de ciguë (par simple
décoction aqueuse). . . 25 gram. (6 gros).
Poudre de ciguë quantité
suffisante pour . . . . . 120 pilules.

Mode d'administration. On prendra une demi-pilule le premier jour, une entière le deuxième, deux le troisième, et l'on augmente ainsi chaque jour d'une pilule jusqu'à six en vingt-quatre heures, deux le matin, midi et soir, et deux heures avant les repas.

Si à la dose de six pilules par jour on n'éprouve

point de vertiges, ni céphalalgie, ni nausées, etc., on pourra en augmenter graduellement le nombre jusqu'à douze ou quinze en vingt-quatre heures, ou plutôt jusqu'à dose vertigineuse et nauséeuse.

Enfin, depuis seulement un an environ, nous avons cherché à étendre l'emploi du chlorure d'or et de soude au traitement des tumeurs des seins, qui n'ont pas encore acquis un volume considérable et qui ne sont pas de nature, c'est-à-dire de consistance, d'aspect ou de forme, à faire croire indubitablement toute tentative de résolution inutile (voyez p. 164). Nous avons donc voulu expérimenter encore sur l'hydrochlorate d'or et de soude, et nous assurer si cet agent si éminemment actif ne porterait pas également son action dissolvante sur les tumeurs mammaires aussi bien que sur les engorgements ou les masses lymphatiques du cou. Nous n'avons encore que quatre faits qui paraissent déposer en faveur de ce nouveau remède. Le premier nous a été communiqué par un de nos anciens élèves qui, à l'aide de nos pilules de chlorure d'or et de soude, est parvenu à faire disparaître, assez promptement, une tumeur située tout près du sein ou de la glande mammaire. Cette tumeur, grosse comme un œuf de poule, avait résisté à peu près à tous les topiques excitants, fondants et calmants ci-dessus énumérés, et même en dernier lieu aux préparations d'iode. Le deuxième cas, qui s'est présenté chez nous, c'était une tumeur au sein, grosse à peu près comme une petite noix inégalement aplatie, que portait une dame, encore jeune à la vérité, mais dont la mère avait eu un squirrhe vers l'âge de quarante à cinquante ans. Tout avait été employé inutilement. La malade avait consulté les notabilités chirurgicales et médicales de Paris. On lui avait proposé l'extirpation, elle s'y était refusée. Nous ne pouvons nous rappeler la date de cette tumeur : mais qu'importe la date d'un mal, si, après l'avoir vu rebelle à toutes les médications, on a jugé nécessaire son ablation par une opération chirurgicale? Les pilules d'or furent administrées comme dernier remède. Au bout d'un mois environ le mari de la malade nous fit savoir que la tumeur avait un peu diminué, et surtout qu'elle était bien moins douloureuse (on avait conseillé, comme moyen accessoire, des cataplasmes laudanisés). Six semaines après, il nous écrivit de nouveau pour nous marquer que le squirrhe avait *beaucoup diminué*. Au bout de quelque temps encore, une troisième lettre nous fit juger que la tumeur pouvait être réduite à une espèce de petit noyau désormais irrésoluble par les remèdes internes; mais probablement atrophiable par la compression méthodique, que nous conseillâmes sur-le-champ. Depuis cette époque nous n'avons plus reçu de nouvelles de cette malade, ce qui nous autorise à croire que le mieux s'est soutenu jusqu'à présent.

Il y a deux ou trois mois, une dame d'environ une soixantaine d'années, que la distance des lieux empêcha de se rendre chez nous, nous consulta par une lettre dont voici un court extrait : « Tumeur » considérable, dure et douloureuse au sein droit, » survenue depuis environ six mois, à la suite » d'une contusion déterminée par le choc d'un » meuble fort lourd ; après avoir calmé les dou- » leurs et fait diminuer le volume de la tumeur » par les sangsues, les cataplasmes de graine » de lin, la ciguë, la pommade d'iodure de » plomb, etc., les médecins du pays ont fini par » conseiller l'*extirpation*. » Et c'est ce qui a décidé la malade, effrayée, à réclamer notre conseil. Nous prescrivîmes aussitôt nos pilules de chlorure d'or et de soude; et voici, après deux mois de leur emploi, ce que la consultante nous marque : « Je viens de finir vos pilules, j'en éprouve un mieux sensible; le sein n'a plus son ancienne dureté et les douleurs sont calmées, mais je ne suis point encore guérie... Il reste une tumeur grosse à peu près comme une noix... J'ai continué à mettre douze sangsues tous les quinze jours, et les feuilles de ciguë en cataplasmes; enfin *je suis infiniment mieux*. » Ce fait sans doute eût été aussi infiniment plus concluant en faveur des pilules, si l'on n'avait point employé en même temps la ciguë et surtout les sangsues. Il est vrai, nous avons vu souvent cette médication anti-phlogistique et stupéfiante complétement échouer ; mais alors nous avions affaire à des squirrhes véritables, comme les suites l'ont prouvé. D'autres fois, aussi, nous avons obtenu de fort bons effets. Voici enfin un quatrième et dernier fait récent où les sangsues et la ciguë n'ont pu avoir aucune part à l'amendement que paraissent avoir produit les pilules d'or :

Une femme de *quarante-deux ans*, à qui nous avions prescrit, il y a six semaines, nos pilules aurifères contre une tumeur dure, aplatie et d'apparence squirrheuse, que depuis deux ans environ elle portait au sein gauche, nous mande qu'il s'est « opéré dans son squirrhe ou son engorgement mammaire un changement sensible, en ce qu'il est aujourd'hui bien ramolli et notablement diminué de volume. » La malade, il est vrai, s'était en même temps appliqué des emplâtres de *Vigo* ; mais aussi on sait assez que ces topiques seuls sont ordinairement à peu près de nul effet. Avant l'emploi de nos pilules elle n'avait fait usage d'aucun remède, sinon de cataplasmes de ciguë pilée qui n'avaient produit aucune amélioration. On a continué provisoirement l'usage exclusif des pilules sans aucun topique. Voilà sans doute quelques éléments de succès ; mais il ne faut pas trop préjuger en leur faveur, car il se présentera des squirrhes véritables qui résisteront à tout. Nous avons lieu de croire que ces cas nous sont déjà advenus ; nous avions donné il y a environ deux mois nos pilules d'or à plusieurs autres femmes qui ne sont pas encore revenues nous voir, et nous en concluons qu'elles n'en ont obtenu aucun effet sensible.

Quant aux cancers du sein tout à fait déclarés, ouverts largement et profondément ulcérés, nous avons employé, d'après les observations de M. le docteur Blaud, les préparations de suie que nous avons décorées d'une épithète un peu moins ignoble en les désignant sous la dénomination de pommade et d'eau *fuliginiques*. Voici les formules de ces nouveaux médicaments :

Pr. Suie de cheminée pulvérisée et finement tamisée,
Axonge; de chaque, 60 gramm. (2 onces).

Mêlez très-exactement et aromatisez avec une douzaine de gouttes d'huile de thym.

Pr. Suie de cheminée ordinaire. . . . . 2 poignées.
Eau de fontaine. . . . 500 gramm. (1 liv.).

Faites bouillir pendant une demi-heure et passez avec expression.

Il y a environ deux ans on nous consulta pour un cancer du sein, profondément et largement ulcéré, tout à fait à la dernière période, marquée par une cachexie cancéreuse complète. Une suppuration ichoreuse excessivement abondante et une horrible puanteur rendaient la position de la malade affreuse, et à elle-même et aux personnes qui la soignaient. Nous conseillâmes l'onguent et l'eau fuliginiques, qui produisirent un effet vraiment prodigieux. La suppuration diminua peu à peu, la plaie se détergea et prit un bel aspect, les chairs parurent se régénérer, et cet épouvantable cancer suivit la marche d'un ulcère ordinaire qui tend à une bonne et franche cicatrisation. Toute la famille de la malade en fut dans l'admiration et dans la joie, et se fit même illusion jusqu'à concevoir sérieusement l'espoir d'une guérison sûre et prochaine. Il n'en fut ni n'en put être ainsi. Cette médication, cependant, a prolongé de plusieurs mois et rendu plus supportable une existence nécessairement perdue. Nous avons encore souvent employé ces remèdes, si éminemment détersifs, contre d'autres ulcères cancéreux, certaines dartres ulcérées, rongeantes; des ulcérations cutanées de mauvaise nature; des loups dévorants, *voraces* (*lupus vorax*), etc.

Si les ulcérations cutanées sont superficielles, mais néanmoins de mauvaise nature, rongeantes, phagédéniques, comme carcinomateuses, nous les attaquons par notre onguent oxydo-hydrargique (voyez page 133), quelquefois aussi par l'onguent et la poudre de *monesia* introduits dans la matière médicale depuis environ trois ans et déjà beaucoup vantés par quelques médecins. Nous n'avons point encore assez expérimenté le nouvel agent thérapeutique, pour pouvoir asseoir un jugement certain et définitif sur sa valeur et son utilité pratiques. Un de nos anciens élèves, médecin à Rennes, nous marque qu'il a employé le *monesia*, et nous dit qu'un de ses effets les plus avantageux est la rapidité avec laquelle on obtient la cicatrisation des plaies. De plus, ajoute-t-il, il réussit aussi très bien contre les ulcères de la bouche. Nous avons traité depuis un *lupus vorax* qui occupait tout l'extérieur du nez et qui causait de très-vives douleurs. En moins d'un mois il a été à moitié guéri et les douleurs calmées par la poudre et la pommade de l'extrait de *monesia*. On met d'abord une couche de poudre sur l'ulcère, que l'on recouvre ensuite d'une couche d'onguent de *monesia* fait avec quatre grammes (un gros) d'extrait de ce végétal sur trente grammes (une once) de cérat ou d'axonge. Dans ce moment même un autre fait se présente à nous, c'est une aile du nez, d'apparence tellement carcinomateuse, que l'on n'y voyait guère d'autre ressource que l'ablation. Cependant la pommade de monésia, employée d'après notre conseil, seulement pendant quinze jours, a suffi pour modifier cette grave affection, au point qu'elle paraît aujourd'hui presque entièrement guérie.

Nous ne parlons pas ici de la méthode escharotique, à l'aide de laquelle on détruit les carcinomes ou les cancers cutanés, comme la pâte arsenicale, le nitrate acide de mercure, etc., cela est assez connu de tout le monde. Nous employons beaucoup le nitrate acide de mercure, et bien plus souvent que la pâte arsenicale. Il agit plus promptement et peut-être plus sûrement, et d'ailleurs il n'est jamais absorbé. On l'applique au moyen d'un pinceau; et quand nous voulons agir promptement et profondément, nous recouvrons encore la partie déjà touchée de charpie râpée imbibée du liquide caustique. L'eschare se détache bien plus tôt que lorsqu'on emploie la préparation arsenicale ou la pâte du Frère Côme. Autrefois, dans tous ces cas, nous ne nous servions que du perchlorure d'antimoine (beurre d'antimoine) et nous obtenions à peu près les mêmes résultats.

8. Hydropisies passives (asthénies du système lymphatique absorbant).

En 1820 nous avions fait un petit travail sur la thérapeutique des hydropisies, uniquement dans le but de rendre plus complète l'instruction pratique de nos élèves. Cet opuscule manuscrit, d'une cinquantaine de pages environ, renfermait les différents traitements de toutes les hydropisies avec les modifications et les combinaisons appropriées à toutes les complications et à toutes les nuances diverses des collections séreuses, ainsi qu'aux dispositions individuelles des malades. Ces méthodes de traitement étaient particulièrement fondées sur notre pratique; car alors déjà nous avions eu occasion de traiter bon nombre de ces maladies, et de presque toutes les espèces.

Vingt années d'expérience nouvelle et toujours croissante, qui ont passé sur ce premier travail, ont dû, ce semble, en augmenter et la valeur pratique et l'étendue matérielle ; porter, par exemple, cette dernière à cent ou deux cents pages. Il n'en est cependant pas ainsi pour ce dernier point, car ces vingt années d'observations et d'expérimentations nouvelles n'ont fait que réduire les cinquante pages au nombre fort modeste de quatre; quatre pages ont seulement conservé le principe ou la base fondamentale de tout ce travail. Or cette base ou ce principe de thérapeutique, dans les hydropisies passives, se réduit pour nous à ceci :

Il faut toujours s'assurer une des voies de décharge dont la nature se sert d'ordinaire pour expulser les sérosités épanchées dans les cavités splanchniques. Comme, dans la curation des hydropisies, les évacuations séreuses ont lieu le plus souvent par les voies urinaires et les voies intestinales, il faut donc combiner les excitants des sécrétions urinaires avec les excitants des évacuations intestinales ou alvines, c'est-à-dire les diurétiques avec les purgatifs ou les drastiques (hydragogues des anciens) sous une forme rapprochée et concentrée. De ce principe du mode ou de la forme pharmaceutique découle la conséquence que le régime alimentaire doit être sec, absorbant et tonique, essentiellement composé de viandes grillées, rôties, de pain grillé, etc.; d'un peu de vin blanc pour boisson, ou de vin rouge si le malade le préfère. D'après cela donc nous retranchons et nous proscrivons toutes les boissons aqueuses, et généralement toutes les tisanes et tous les apozèmes réputés apéritifs et diurétiques. Nous recommandons toujours aux malades de ne boire que le moins possible, et de tromper plutôt la soif, si elle devient impérieuse, au moyen de quelques fruits rafraîchissants, des oranges, des citrons, etc., d'un peu de vin blanc léger, un peu de poiré, de bière, etc.

Quant aux moyens pharmaceutiques, nous n'en connaissons pas de meilleur, de plus sûr et de plus efficace que le vin médicinal suivant :

Pr. Jalap concassé. . . . . 8 gram. (2 gros).
Scille concassée. . . . 8 gram. (2 gros).
Nitrate de potasse. . . 15 gram. (1/2 once).

Mêlez.

Mode d'administration. On fait tremper ces substances dans un litre de vin blanc pendant vingt-quatre heures. Cela fait, on en prend trois cuillerées à bouche par jour, une matin, midi et soir, et deux heures avant les repas. Au bout de deux jours, on en prendra six cuillerées, deux matin, midi et soir; et encore deux jours après, on portera la dose à neuf cuillerées : également en trois fois. On continue ainsi si l'estomac supporte bien ce remède; c'est-à-dire si l'on n'éprouve point trop d'irritation dans les voies digestives, ni vomissement, ni colique trop forte, ni enfin un trop grand nombre de selles. Il faut que le nombre des garde-robes ne dépasse jamais sept ou huit en vingt-quatre heures. Nous le répétons, de toute la matière médicale ce remède est pour nous le plus sûr, le plus efficace, le plus promptement et le plus constamment suivi de succès. Nous le prescrivons ordinairement plusieurs fois par semaine et quelquefois même plusieurs fois par jour. Fréquemment il agit par les urines, c'est la meilleure voie; d'autres fois il porte son action évacuante sur le canal intestinal, et il opère par les selles séreuses : quelquefois par ces deux voies en même temps. Dans tous les cas donc une voie éliminatoire est assurée par l'action double et combinée de ce puissant agent thérapeutique, et le soulagement par conséquent est généralement certain. Nous pourrions citer à l'appui de cette médication un grand nombre de faits de guérison d'hydropisies passives plus ou moins générales, d'anasarques avec ou sans ascite; nous n'entendons parler ici que de l'ascite légère commençante au premier et même au second degré, et de celle qui est essentielle et survient chez les sujets jeunes et exempts de tout engorgement ou obstruction viscérale. Quant à l'ascite considérable au troisième degré, effet ordinaire d'une affection organique abdominale grave, nous n'avons par devers nous que très-peu de cas de guérison solide et durable : on ne sait que trop, d'ailleurs, que ces sortes de maladies résistent presque toujours à toutes les médications internes, et que pour le traitement on est réduit à l'emploi de moyens purement mécaniques, comme le bandage ou la ceinture élastique abdominale, et enfin à la ponction ou à la paracentèse. Pour les autres cas, hors ceux où il y avait ascite considérable et à la dernière période, nous les avons vus céder ordinairement, quoique quelques-uns d'entre eux fussent abandonnés comme incurables, nous les avons vus céder, disons-nous, en moins de deux ou trois semaines; c'est-à-dire à la deuxième bouteille de ce vin diurétique, qui ordinairement ne commence à agir qu'au second litre. Il est inutile de faire observer que dans ce genre de médication, comme dans tous les traitements internes actifs, il faut avoir l'œil constamment ouvert sur l'état des organes digestifs, afin de suspendre, modifier, diminuer et approprier le remède à la susceptibilité des organes et à l'irritabilité des sujets; et par-dessus tout il ne faut pas le commencer s'il existe une notable irritation générale et surtout locale, c'est-à-dire gastro-intestinale. Nous appelons ce remède vin diurétique *majeur* par opposition à un autre d'une bien moindre efficacité désigné sous le nom de vin diurétique *mineur*, dont voici la formule :

Pr. Nitrate de potasse . . . 12 gram. (3 gros).
Baies de genièvre. . . . 60 gram. (2 onces).

Mode d'administration. On fait tremper ces substances dans une bouteille de vin blanc pendant vingt-quatre heures. Au bout de ce temps on en prend un verre par jour en trois fois, un tiers matin, midi et soir, et une heure avant les repas. Nous employons ce vin *mineur* seulement contre les enflures œdémateuses des pieds et des jambes et les hydropisies commençantes.

Dans les cas rares où notre vin majeur demeure impuissant ou insuffisant, ou lorsque les malades éprouvent une trop grande répugnance à le prendre, nous le remplaçons par les pilules diurétiques suivantes :

Pr. Poudre de digitale. . . 12 gram. (3 gros).
Scammonée. . . . . . . 6 gram. (1 gros 1/2).
Scille pulvérisée. . . . 6 gram. (1 gros 1/2).
Extrait de genièvre, quantité suffisante pour 120 pilules.

Mode d'administration. Une pilule le premier jour, deux le second, et l'on augmente ainsi la dose d'une pilule chaque jour jusqu'à six, que l'on prend en trois fois, un tiers matin, midi et soir, et deux heures avant les repas. Sur chaque dose de pilules on prendra trois à quatre cuillerées de vin blanc dans une bouteille duquel on aura fait fondre douze grammes (trois gros) de nitrate de potasse. Ces pilules sont encore spécialement employées dans les cas d'hydropéricarde, et alors on applique ordinairement un large vésicatoire sur la région du cœur; dans l'anasarque, suite d'affections organiques du cœur, à moins toutefois qu'il ne se rencontre un des deux cas exceptionnels mentionnés à la page 195, et enfin dans l'hydrothorax annoncé ordinairement par l'augmentation du volume du thorax, le *décubitus* sur le côté de l'épanchement, la dyspnée ou l'oppression plus ou moins considérable, la toux sèche, la matité, l'absence du bruit vésiculaire, le souffle bronchique tubaire, le tremblement de la voix ; plus l'état général, la faiblesse, la pâleur et la flaccidité de la figure, l'œdème des paupières, la petitesse et la faiblesse du pouls, la diminution des urines, etc.

Malgré l'efficacité incontestablement reconnue de ces médications, nous devons convenir que malheureusement trop souvent les cures ne sont que palliatives et temporaires : c'est-à-dire qu'elles n'ont très-souvent qu'une durée de quelques mois, ou tout au plus d'un à deux ou trois ans ; et cette guérison très-précaire est encore entrecoupée de fatales et fréquentes rechutes. Cette réflexion nous fait rappeler, entre un grand nombre d'autres faits, celui d'un homme atteint depuis long-temps d'anasarque et d'ascite légère qui avaient résisté à tous les traitements que les médecins de son pays lui avaient fait subir ; enfin, abandonné des hommes de l'art, il se fit transporter chez nous. Quelques bouteilles de vin majeur le firent désenfler promptement, et le malade parut guéri pendant quelques mois. Au bout de ce temps, retour de l'hydropisie générale : nouvelle administration du vin diurétique suivie d'une prompte disparition de l'anasarque ; en un mot il y eut encore plusieurs autres rechutes, mais aussi toujours efficacement combattues par le même remède. Vers le même temps, on nous consulta pour un homme que l'on disait être atteint d'enflure et d'hydropisie de poitrine : on ajoutait que les médecins, après de longs et inutiles traitements, avaient fini par l'abandonner comme un vieillard usé et aux prises avec une maladie absolument incurable. C'était le sentiment de tout le monde. Le malade ne pouvait être transporté ; il gardait le lit et était orthopnéique. En désespoir de cause nous hasardâmes le vin majeur, après toutefois nous être enquis comme nous pûmes de l'intégrité des organes digestifs ; et sur ce que l'on nous dit que le malade ne souffrait pas du ventre, que le peu de nourriture qu'il prenait ne l'incommodait pas, qu'il n'accusait absolument qu'une extrême oppression qui ne pouvait tarder à le faire périr, et qu'enfin il n'avait pas de fièvre, le vin diurétique fut administré. Au bout d'environ une quinzaine de jours le malade était infiniment mieux et se disait guéri, au point que, quelques semaines après, il vint nous voir, fit dix à douze lieues malgré son grand âge et sa faiblesse. Quelques mois après, il y eut une récidive qui disparut sous l'influence de la même médication. Bref nous pensons que ce malade a prolongé encore sa vie de deux ou trois ans à travers bien des récidives qui se dissipaient toujours à l'aide du vin majeur, dont à la fin il fut obligé de faire un usage presque continuel.

Pendant que nous composons cet article, nous apprenons qu'un malade, à qui nous avions prescrit le vin diurétique majeur, a été guéri ou du moins a désenflé en huit à dix jours excepté aux pieds. Outre l'anasarque nous avions constaté un œdème énorme des parties génitales et surtout du pénis, qui avait subi une étrange déformation. La crise, disait-on, s'était faite par les urines. — Hier encore nous avons ordonné le vin majeur à un homme qui avait déjà été *guéri* deux fois par ce remède et à des intervalles variables, entre autres un de deux ans.

Nous pourrions résumer une foule d'autres faits de guérisons plus durables et quelques-unes même radicales; mais la nature de notre sujet ne comporte pas ce genre de détails, qui, d'ailleurs, seraient peu utiles et n'apprendraient rien de nouveau aux praticiens. Il est vrai, nous aurions volontiers rapporté un fait ou deux de guérison d'ascite grave primitive et à la troisième période si, sur ce point, nos souvenirs étaient moins confus et moins vagues. Nous préférons donc garder un silence absolu plutôt que de nous exposer à être narrateur inexact (1).

Nous ne proposons pas ces médications comme spécifiques; elles ne sont à nos yeux que spéciales et ne doivent avoir une valeur réelle que dans les hydropisies passives que l'on n'a pu guérir plus rationnellement, c'est-à-dire par la destruction de leur cause ou par les moyens qui paraissent les plus propres à atteindre ce but. Cette dernière remarque doit s'appliquer à toutes les autres méthodes plus ou moins spéciales déjà exposées dans cet écrit.

Enfin il nous arrive aussi des cas malheureusement trop fréquents où nos remèdes, quelque efficaces qu'ils soient d'ailleurs, échouent néanmoins complétement. Alors nous employons,

(1) Depuis que nous avons écrit ceci nous avons eu à traiter une ascite, laquelle, pour être assez récente, n'en était pas moins grave et au troisième dégré, à ne considérer que le volume énorme du ventre. Cette hydropisie nous a paru essentielle, c'est-à-dire sans lésion organique viscérale. Elle était survenue après une maladie aiguë chez une jeune femme de 25 ans, dont la mère est morte d'hydropisie ascite. La malade a été parfaitement guérie à l'aide de deux bouteilles de vin majeur, c'est-à-dire dans l'espace de douze à quinze jours. La crise, dit-elle, s'est faite particulièrement par les urines. Ces jours-ci même, une autre femme de 60 ans atteinte d'ascite commençante, et d'enflure aux jambes, en a été très-promptement débarrassée par le même vin diurétique.

comme dernier moyen, d'après le docteur François, les pilules de caïnca selon la formule suivante :

Pr. Extrait de caïnca. . . . . . 25 gram. (6 gros).
Extrait de genièvre ou extrait
amer quantité suffisante
pour . . . . 120 pilules.

Mode d'administration. Une pilule le premier jour, deux le second, et l'on augmente ainsi d'une chaque jour jusqu'à six en vingt-quatre heures, que l'on prend en trois fois, une matin, midi et soir, et deux ou trois heures avant le repas. De plus, sur chaque dose de pilules, on prendra trois ou quatre cuillerées de vin blanc dans une bouteille duquel on aura fait fondre douze grammes (trois gros) de nitrate de potasse.

Nous devons le dire, nous avons obtenu peu d'effet de ce remède qui, d'après les belles observations de M. François, paraît cependant doué d'une grande puissance thérapeutique. La raison de l'insuccès de ce nouveau médicament, c'est probablement parce que nous ne l'employons que dans les cas où notre vin majeur et nos pilules anti-hydropiques ont été impuissants eux-mêmes, et alors ordinairement tous les autres agents thérapeutiques demeurent également sans effet.

Un mot en passant sur le traitement de l'hydrocèle. Nous employons depuis quelques années avec succès une méthode nouvelle ou du moins une modification ou une imitation de celle de M. Larrey, laquelle consiste, comme on sait, à introduire dans la tunique vaginale, après l'évacuation du liquide, un bout de sonde de gomme élastique, dans le but de déterminer une inflammation adhésive. Au lieu d'un fragment ou d'un bout de sonde de gomme élastique, nous faisons introduire une ficelle cirée assez longue pour faire la spirale dans la cavité de la tunique vaginale. On l'y laisse un temps convenable, au moins plusieurs heures ou jusqu'à ce que la douleur paraisse assez forte pour produire l'inflammation nécessaire.

9. ASTHÉNIES ET ABERRATIONS TROPHIQUES OU NUTRITIVES; AFFECTIONS ORGANIQUES DU CŒUR.

En pratique et dans le sujet qui nous occupe, nous entendons par affections organiques du cœur une dyspnée habituelle et permanente plus ou moins considérable, jointe à un trouble continu quelconque ou à un désordre rhythmique dans les mouvements du cœur ou dans le pouls, avec absence des signes de péricardite, de cardite, d'endocardite et d'hydropéricarde. D'après cela, nous ne devons point tenir compte ici de toutes les divisions admises par les auteurs et les écoles; nous ne parlerons donc pas des anévrismes actifs avec épaississement des parois du cœur (hypertrophie); des anévrismes passifs avec amincissement (atrophie ou si l'on veut *hypotrophie*); des anévrismes des cavités gauches ou des cavités droites; des rétrécissements des orifices du cœur et des ossifications des valvules, ni des signes et des divers bruits que nous révèlent la percussion et l'auscultation. Un seul point nous importe, c'est d'avoir égard dans l'emploi de la digitale à haute dose que nous proposerons, à deux circonstances fort importantes dans la pratique, savoir l'extrême rareté du pouls, quelles que soient l'espèce de lésion cardiaque, et l'extrême faiblesse du pouls jointe au froid des extrémités, à l'asphyxie imminente, la teinte violacée, l'enflure considérable, etc. Dans ces cas, l'action contro-stimulante ou hyposthénisante de la digitale pourrait aggraver l'état des malades en enrayant mal à propos les mouvements du cœur et entraîner par là les suites les plus funestes. Dans cette dernière occurrence exceptionnelle nous avons recours à notre vin majeur. Quant à l'extrême rareté du pouls, nous pensons que plus cette rareté est considérable, plus le danger de mort subite est grand. Il y a quelques années, nous vîmes un homme dont le pouls oscillait entre dix-huit et vingt-trois pulsations par minute. Nous fûmes effrayé d'une pareille rareté peut-être unique dans les annales de la science. Nous fîmes observer à nos élèves qu'il était fort à craindre que ce malade ne mourût subitement. Et en effet, environ six semaines après, il succomba en tirant de la boisson dans sa cave. Nous nous étions abstenu de tout traitement pharmaceutique. En pareil cas désormais, surtout s'il existait une faiblesse générale ou une atonie marquée du système digestif, nous essaierions l'emploi des stimulants diffusibles, des cordiaux et particulièrement la teinture de quinquina, de cannelle, etc., dans le but de ranimer la circulation presque éteinte.

Hors ces deux circonstances que nous venons de mentionner, toutes les affections organiques du cœur, sans excepter les cas où il y a ossification des valvules et rétrécissement des orifices cardiaques ou des ouvertures ventriculaires et auriculaires, annoncées ordinairement par le bruit de soufflet et de râpe, toutes ces lésions du cœur, disons nous, nous les traitons par la digitale à haute dose jointe au nitrate de potasse. Ainsi, après les émissions sanguines soit générales, soit surtout locales, ou celles faites à l'anus; après les saignées, dis-je, que peuvent nécessiter les anévrismes actifs ou les dispositions particulières des malades, nous prescrivons le traitement suivant :

Pr. teinture de digitale. . . 30 gram. (1 once).

Mode d'administration. Le premier jour, on en prendra douze gouttes, quatre matin, midi et soir, dans un verre d'eau sucrée ou une infusion de tilleul, et une heure ou deux avant les repas ; le second jour, trois fois six ; le troisième jour, trois fois huit gouttes, et on augmente ainsi tous les jours de deux gouttes à chaque prise jusqu'à trois fois vingt ou soixante par jour, dose que l'on ne dépasse ordinairement pas, et que l'on diminuerait si l'on éprouvait à un degré notable des nausées, des maux d'estomac, des vertiges, de la céphalalgie, etc.

Dans les trois verres de boisson à prendre dans la journée avec les gouttes, on mettra encore un des paquets suivants :

Pr. Nitrate de potasse . . 80 gram. (2 onces 1/2).

Divisez en 20 paquets.

Un paquet par jour, fondu dans les trois verres de tisane prescrits.

Voilà la manière dont nous administrons presque constamment la digitale dans les affections du cœur. Nous préférons cette forme à toute autre et même à celle de la poudre. La teinture se conserve toujours, est constamment homogène, comparable et identique, et elle retient avec la résine le principe volatil de la plante. Notre teinture est faite avec une partie de feuilles de digitale récemment séchées sur quatre d'alcool à trente-deux degrés ; enfin on la prépare la plus forte possible. On a soin de ne se servir que de la digitale qui vient dans les lieux secs et exposés au soleil, ce qui la rend bien plus active que celle qui croît à l'ombre ou dans les fossés. Quant à la dose, on a dû voir qu'elle paraît assez forte. Depuis fort long-temps l'expérience nous a prouvé que très-souvent l'on ne soulage véritablement que lorsqu'on donne ce médicament à haute dose ou à dose nauséeuse et vertigineuse, c'est-à-dire à soixante gouttes par jour en trois prises. Quelques malades vont même jusqu'à trois fois trente ou quatre-vingt-dix gouttes sans en être aucunement incommodés. Un grand nombre éprouvent quelque effet à soixante gouttes, quelques-uns même à moins. Nous avons vu beaucoup de malades qui nous ont déclaré n'avoir retiré aucun avantage de l'emploi de la digitale, et qui taxaient faussement d'impuissance ce remède héroïque. Il y a plus, un certain nombre de médecins même sont encore dans cette erreur. D'où viennent ces préventions ou ces préjugés injustes? Principalement, selon nous, d'un vice posologique, c'est-à-dire de ce qu'on n'emploie pas la digitale à dose convenable et assez élevée pour modifier l'action ou les mouvements du cœur, et amener la sédation de la circulation.

Un très-grand nombre de médecins ne dépassent pas la dose de trente gouttes en vingt-quatre heures, et la plupart restent souvent bien au-dessous.

Les matières médicales même les plus récentes et les plus exactes que nous ayons en France, comme celle, par exemple, de MM. Trousseau et

Pidoux (1841), ne portent le *maximum* de la dose qu'à vingt-quatre et à trente-six gouttes par jour. Le docteur Bouchardat (1839) ne la met qu'à quinze ou vingt gouttes en vingt-quatre heures, et les docteurs Milne Edwards et Vavasseur à la même dose. M. le professeur Trousseau est donc encore le thérapeutiste français à la fois le plus moderne et le plus exact qui conseille la teinture de digitale à plus haute dose que tous les autres, et cette dose est, selon nous, encore trop faible. Les médecins étrangers sont beaucoup plus hardis sur ce point, comme nous l'avons vu à l'article Phthisie. J'excepte pourtant ici un médecin français ; c'est le docteur Authenac, qui, dans sa Posologie (1821), dit qu'on peut porter la dose de la teinture de digitale jusqu'à cent gouttes et au delà. Autrefois (il y a vingt ans) nous la donnions à quatre-vingt-dix gouttes. Il n'y a que quinze jours qu'une jeune fille, dépassant imprudemment notre ordonnance, en a pris quatre-vingt-dix gouttes par jour sans autre effet qu'un mieux notable. Mais cette dose excessive, outre qu'elle est inutile pour obtenir de bons effets, pourrait, chez certaines personnes, causer des accidents ou des inconvénients graves qu'il est toujours du devoir d'un médecin consciencieux d'éviter ou de prévenir quand et autant qu'il le peut. Nous pensons donc que les insuccès journaliers de la teinture de digitale doivent être attribués principalement à l'exiguité de la dose à laquelle on l'administre ordinairement, et peut-être encore à un vice dans la forme ou dans le mode de préparation, ou enfin au mauvais choix de la plante ou à sa vétusté (1).

Depuis une vingtaine d'années, nous avons joint à la digitale le nitrate de potasse à titre de sédatif du cœur. Cette propriété sédative du nitrate de potasse vient d'être parfaitement constatée par les faits nombreux rapportés par M. Aran dans le *Journal des connaissances médico-chirurgicales* (nos février et avril 1841). Déjà le docteur Authenac, en 1821, avait dit dans son *Manuel médico-chirurgical* que le nitrate de potasse modère l'action du cœur et des gros vaisseaux, peut-être avec autant ou plus d'énergie que la digitale pourprée, et c'est particulièrement cette assertion qui nous a fait naître l'idée de l'employer, mais à dose plus élevée, c'est-à-dire plus sédative.

Le traitement que nous venons d'exposer a été administré à un nombre considérable de malades, et presque toujours avec un avantage marqué. La raison en est, outre celle déjà alléguée ci-dessus, qu'en général ces malades (déjà pour la plupart

(1) Il y a quelque temps un de nos anciens élèves se plaignit à moi de ce qu'entre ses mains la teinture de digitale ne produisait plus les bons effets qu'il avait si souvent constatés chez nous, bien qu'il la donnât à la même dose et dans les mêmes circonstances que nous. Je lui répondis : — Êtes-vous bien sûr de votre teinture ? — Je crois qu'oui. — Produit-elle souvent des nausées, des étourdissements ou des vertiges ? — Jamais... Lecteur, tirez la conclusion.

traités par d'autres médecins) étant encore en état de faire le voyage pour venir nous consulter, prouvaient par-là même que leur maladie n'était pas encore arrivée à sa dernière période et au-dessus des ressources de la thérapeutique; au contraire, les chances de succès sont souvent presque nulles quand les malades ne sont plus transportables. Voici cependant un fait récent qui prouve l'efficacité de notre traitement chez un sujet placé dans cette dernière circonstance, c'est-à-dire, généralement parlant, dans un cas désespéré. L'hiver dernier, on nous consulta pour un homme abandonné, disait-on, de son médecin. Ce malade était atteint d'une affection du cœur qui avait déjà déterminé une anasarque considérable. Il ne pouvait plus quitter le lit, où il était condamné à attendre le moment de sa dissolution prochaine. Dans cet état de choses, on vint chez nous réclamer avec instance quelque soulagement pour ce moribond. Sur le rapport du commissionnaire et sur l'exhibition des ordonnances du médecin ordinaire, nous jugeâmes que nous avions affaire à une maladie du cœur absolument incurable. Nous cédâmes pourtant aux instances qu'on nous fit, et nous hasardâmes le *melius anceps quàm nullum*. Fut donc prescrit le traitement ordinaire, qui ne tarda pas à produire des effets aussi salutaires qu'inespérés, au point que le malade vint nous voir environ six semaines après se disant parfaitement *guéri*. Il était tout à fait désenflé et disait ne plus éprouver d'oppression. Cependant il n'était réellement pas guéri, il ne pouvait pas l'être complétement; mais il était considérablement soulagé. L'affection du cœur fut constatée ; le pouls était extrêmement irrégulier et inégal. Nous avions déjà vu assez souvent ce traitement produire un soulagement très-prompt et très-notable sans que nous eussions pu constater un changement appréciable dans le pouls, c'est-à-dire que celui-ci nous paraissait aussi irrégulier, aussi inégal et intermittent qu'avant le traitement ; et nonobstant la persistance des désordres du pouls, les malades étaient considérablement soulagés. Cela nous fait rappeler le fait d'un homme atteint d'une affection du cœur qu'il attribuait aux frayeurs et aux fatigues excessives qu'il avait éprouvées dans un incendie. Il était très-oppressé et offrait un pouls extrêmement désordonné. Nous n'osions pas espérer grand résultat du traitement sédatif ordinaire. Cependant il fut administré, et quelques semaines après le malade était très-bien, n'accusant presque plus d'oppression : cependant son pouls était ou il nous paraissait être dans le même désordre qu'il avait présenté avant le traitement. On continua les mêmes remèdes, et ce soulagement que le malade appelait guérison s'est maintenu pendant plusieurs années avec le même caractère du pouls. Cet homme, que depuis nous avons perdu de vue, avait-il le pouls naturellement ainsi déréglé, c'est ce qu'il n'a pu nous dire.

Pendant environ sept à huit ans nous avons traité d'une affection du cœur un vieillard dont le pouls n'a jamais cessé d'être dans le plus grand désordre, irrégulier, inégal, intermittent, et pendant tout ce temps le malade prenait la teinture de digitale à haute dose toutes les fois que son oppression devenait considérable, et toujours avec le plus grand soulagement.

Nous avons vu aujourd'hui un jeune homme venant de Paris, où il a subi un traitement pour un anévrisme avec hypertrophie à un degré modéré. Le pouls était à quatre-vingt-quinze, régulier et égal, plein et vif, la pulsation cardiaque *idem*; mais l'oppression était considérable à la marche et à tout exercice corporel un peu fort. On lui a appliqué deux fois à Paris les sangsues à l'anus, et on lui a administré la teinture de digitale à la dose de *huit gouttes* par jour; le tout, dit le malade, sans aucun soulagement. Nous lui avons prescrit quinze sangsues à la région du cœur et notre traitement ordinaire (voyez p. 196). Nous prescrivîmes le même traitement, il y a quelques années, à un jeune Polonais que l'on avait traité également sans succès à Paris par la teinture de digitale à la dose de *six gouttes* par jour, ce qui commence à sentir un peu l'homœopathie. Notre méthode l'a aussitôt considérablement soulagé.

Hier encore, nous avons fait réitérer notre traitement ordinaire chez un jeune homme qui, après avoir été long-temps traité en vain par les médecins de la ville qu'il habite, n'a trouvé de soulagement que dans l'emploi presque habituel de la teinture de digitale jointe au nitrate de potasse, c'est-à-dire le traitement que nous prescrivons journellement. Cependant cette médication, tout efficace qu'elle est, est loin d'être spécifique et infaillible. Dans ce moment même, nous constatons son impuissance chez un jeune homme de quinze ans qui se meurt d'une affection du cœur arrivée au dernier degré. Nous pourrions en citer bien d'autres encore.

Nous terminons ici ce que nous avions à dire de plus spécial sur la thérapeutique des maladies chroniques que nous venons de passer en revue. Notre dessein n'était pas de produire dans cet opuscule un grand nombre d'observations détaillées; nous n'avons eu d'autre but que d'offrir aux praticiens le résultat sommaire de notre expérience avec des résumés des faits les plus saillants et les plus propres à faire ressortir l'efficacité des méthodes thérapeutiques spéciales que nous employons journellement. Si elles vous inspirent quelque confiance, éprouvez-les, *experire*.

Maintenant nous allons encore présenter quelques formules plus ou moins spéciales qui n'ont pu trouver place dans le corps de ce travail. Ces formules sont extraites de notre formulaire manuscrit, et elles ont toutes subi l'épreuve du temps et d'une longue expérience. Cela fait, nous terminerons tout notre travail par l'exposition d'une nouvelle méthode posologique.

FORMULES DIVERSES.

PILULES ASTRINGENTES ET STYPTIQUES.

1. Pr. Alun cristallisé . 6 gramm. (1 gros 1/2).
Cachou . . . . . 6 gramm. (1 gros 1/2).
Sirop de coings ou de consoude, quantité suffisante pour 36 pilules.

Mode d'administration. On en prendra douze par jour, une toutes les heures; sur chaque pilule on boira quelques cuillerées d'une forte décoction de riz froide; sur une peinte de laquelle on aura fait bouillir, pendant cinq minutes, quatre grammes (1 gros) de cachou et autant de cannelle.

Usage. Spécialement contre les hémorrhagies passives et surtout les pertes utérines.

AUTRES PILULES ASTRINGENTES ET STYPTIQUES.

2. Pr. Extrait de ratanhia. 6 gram. (1 gros 1/2).
Sirop de coings, quantité suffisante pour 36 pilules.

Mode d'administration et *usage* comme à la formule précédente.

Nota. Quant aux diarrhées qu'il est nécessaire d'arrêter, nous les combattons ordinairement par nos pilules calmantes, deux par jour, une matin et soir, et même trois s'il est nécessaire, ou par une potion gommeuse fortement laudanisée. Si ces moyens sont insuffisants, on peut les remplacer par quelque électuaire astringent, comme par exemple le diascordium, huit grammes (deux gros) par jour, seuls ou unis au cachou, deux grammes (demi-gros) ou davantage. Quand enfin tout cela demeure sans effet, nous avons recours à l'extrait de *monesia*, deux grammes (demi-gros) par jour et même davantage, et toujours en plusieurs prises. On pourrait aussi employer les pilules astringentes et styptiques ci-dessus formulées, n°s 1 et 2.

BOLS BALSAMIQUES CONTRE LA BLENNORRHAGIE CHRONIQUE ET TOUT A FAIT INDOLENTE.

3. Pr. P. de cachou. . . . 20 gramm. (5 gros).
P. de kina rouge . 20 gramm. (5 gros).
Baume de copahu
solidifié . . . . . . 25 gramm. (6 gros).
Térébenthine, quantité suffisante pour
120 bols.

Mode d'administration. Prendre six bols par jour, deux matin, midi et soir, et deux heures avant les repas.

PILULES LAXATIVES.

4. Pr. Scammonée. . . . 2 gramm. (1/2 gros).
Aloès. . . . . 2 gramm. (1/2 gros).
Extrait amer ou sirop de nerprun ou de chicorée composé, quantité suffisante pour 40 pilules.

On en prendra trois ou quatre par jour ou même davantage s'il est nécessaire, en deux ou trois fois, et trois ou quatre heures avant les repas. (Notre *médecine* ordinaire est de deux à quatre grammes (de demi-gros à un gros) de poudre de jalap.

PILULES DITES ANTI-TUSSIQUES OU CONTRE LA TOUX.

5. Pr. Extrait de belladone. 2 gramm. (1/2 gros).
Gomme arabique et poudre inerte, quantité suffisante pour 40 pilules.

Une matin et soir, une heure ou deux avant les repas, ou quelques heures après.

Usage. Spécialement contre la toux nerveuse, la coqueluche, et généralement contre toutes les toux chroniques sèches, quinteuses, douloureuses, fatigantes : celles des catarrhes chroniques, des phthisies, etc., etc.

PILULES ALOÉTIQUES SPÉCIALEMENT EMPLOYÉES POUR PROVOQUER OU FAVORISER LE FLUX HÉMORRHOÏDAL, OU SIMPLEMENT POUR CONGESTIONNER SUR LE GROS INTESTIN.

6. Pr. Aloès. . . . . 4 gramm. (1 gros).
Sirop de gomme ou extrait amer, quantité suffisante pour 40 pilules.

Une matin et soir, ou même trois par jour, s'il y a constipation.

POUDRE DE MAGISTÈRE DE BISMUTH.

7. Pr. Sous-nitrate de bismuth. 4 gr. (1 gros).
Partagez en 12 paquets égaux.

Mode d'administration. Prendre un paquet le premier jour dans un peu d'eau sucrée; deux le second jour, et on augmentera ainsi tous les jours d'un paquet, jusqu'à quatre en vingt-quatre heures en trois ou quatre fois.

Usage. Contre les cardialgies et crampes douloureuses et purement nerveuses de l'estomac qui ont résisté aux calmants ordinaires, surtout à l'opium. Nous avons porté la dose de cette poudre jusqu'à quatre grammes (un gros) par jour, sans aucun accident ni autre effet appréciable qu'un soulagement très-prompt. C'est ce qui nous est arrivé déjà en 1815 ou 1816. Une crampe très-douloureuse de l'estomac ou une gastralgie suraiguë, qui avait résisté à l'opium à dose extraordinaire, fut promptement guérie par le magistère de bismuth à très-haute dose. On peut aussi l'administrer contre les vomissements spasmodiques, etc.

POUDRE ANTI-BLENNORRHAGIQUE DE CUBÈBE.

8. Pr. Poudre de poivre de
cubèbe . . . . . . 90 gramm. (3 onces).
Partagez en 6 paquets.

Mode d'administration. Prendre un paquet par jour en trois fois, un tiers matin, midi et soir dans du miel, de la confiture, du sirop ou du pain à chanter, et deux heures avant les repas.

Usage. Contre la blennorrhagie aiguë et chronique.

Nota. Si au bout d'une semaine il n'y avait point de mieux, on ajouterait au cubèbe, à l'imitation de M. Ricord, vingt-cinq grammes (6 gros) d'alun.

POUDRE STOMACHIQUE ET LÉGÈREMENT LAXATIVE.

9. Pr. Poudre de rhubarbe . 12 gram. (3 gros).
Poudre de quinquina. 4 gram. (1 gros).
Mêlez et divisez en 12 paquets.

Mode d'administration. Un paquet par jour en trois fois, un tiers matin, midi et soir, une heure avant les repas.

VIN ANTI-SCORBUTIQUE.

10. Pr. Racine fraîche de raifort sauvage coupée
menu. . . . . . 30 gramm. (1 once).
Cochléaria . . . . 30 gramm. (1 once).
Graine de moutarde 8 gramm. (2 gros).
Sel ammoniac. . . 4 gramm. (1 gros).

Mêlez et faites tremper pendant deux jours dans un litre de vin blanc.

Mode d'administration. Deux cuillerées à bouche, matin, midi et soir, une heure avant le repas.

POTION CONTRE LA BLENNORRHAGIE (AIGUË ET CHRONIQUE).

11. Pr. Baume de copahu . 30 gram. (1 once).
Gomme arabique. . 12 gram. (3 gros).
Sirop simple. . . . 60 gram. (2 onces).
Eau commune. . . 180 gram. (6 onces).

Faites une potion.

Mode d'administration. On en prendra trois cuillerées par jour, une matin, midi et soir, dans un verre d'eau d'orge, et une heure ou deux avant les repas.

POTION STIBIÉE.

12. Pr. Eau de laitue. . . 125 gram. (4 onces).
Tartre stibié. . . 30 cent. (6 grains).
Sirop de gomme. . 60 gram. (2 onces).

Faites une potion.

Mode d'administration Prendre une cuillerée à bouche toutes les deux heures. Le lendemain on continue la même potion ou même, si la tolérance est bien établie, on peut y mettre un demi-gramme (neuf grains) de tartre stibié ; on pourrait même en porter la dose à soixante centigrammes (douze grains), mais point davantage généralement.

Usage. Contre la pneumonie aiguë, après les saignées générales convenables; ou dans les cas où on ne peut pas en faire du tout, ou lorsque toute l'opportunité en est passée.

POTION CONTRE LA DYSENTERIE ET LE CHOLÉRA-MORBUS SPORADIQUE.

13. Pr. Eau de laitue. . .	125 gram. (4 onces).
Laudanum de Sydenham. . . .	40 goutes.
Gomme arabique.	8 gram. (2 gros).
Sirop de gomme.	60 gram. (2 onces).
Eau de fleur d'oranger. . . .	15 gram. (1/2 once).

Faites une potion.

Mode d'administration. A prendre en vingt-quatre heures une cuillerée à bouche à peu près toutes les heures et demie.

Nota. Dans le choléra intense on pourra donner le laudanum à plus forte dose et le porter à cinquante ou même soixante gouttes en vingt-quatre heures.

SIROP TONIQUE DES ENFANTS.

14. Pr. Sirop de quinquina.
    préparé au vin. . 60 gram. (2 onces).
    Sirop de rhubarbe. 30 gram. (1 once).
    Anti-scorbutique. . 30 gram. (1 once).

Mêlez.

Mode d'administration. Depuis l'âge de six mois à un an, on en donnera une cuillerée à café par jour ; depuis un an jusqu'à six, deux cuillerées à café ; au-dessus de six ans, trois cuillerées à café, une matin, midi et soir. On peut au besoin le remplacer par le mélange suivant :

15. Pr. Vin de Malaga. . . 60 gram. (2 onces).
    Sirop de rhubarbe. 60 gram. (2 onces).
    Sirop de gomme. . 60 gram. (2 onces).
    Sulfate de quinine. 20 cent. (4 grains).

Faites une potion.

Mode d'administration. Comme à la formule précédente.

Usage. Ces deux formules conviennent contre toutes les maladies cachectiques des enfants, les fièvres lentes hectiques, consomptives ; les scrofules, le rachitis, le carreau, l'étisie, le marasme, etc., etc. Nous avons employé ce sirop composé un très-grand nombre de fois et jamais en vain ;

nous croyons même que plusieurs enfants lui doivent en partie leur conservation.

Nota. Quant au rachitis et au carreau, nous nous proposons de les traiter désormais par l'huile de morue, à l'exemple de Schenck, de Fehr et de MM. Bretonneau et Trousseau ; il paraît que cette huile, que nous associerons à notre sirop tonique, agit d'une manière très-spéciale dans ces sortes de maladies. La dose en sera la même que celle du mélange sirupeux.

DÉCOCTION DE RACINE DE GRENADIER CONTRE LE TÆNIA.

16. Pr. Écorce de racine
de grenadier. . . 60 gram. (2 onces).

Faites bouillir dans un litre d'eau et réduire à la moitié que l'on prendra en trois fois, à demi-heure d'intervalle. Nous avons employé ce remède un grand nombre de fois, et presque toujours avec succès.

TISANE ANTI-SYPHILITIQUE DE SALSEPAREILLE.

17. Pr. Salsepareille coupée. 125 gram. (4 onces).

Faites tremper le soir dans trois litres d'eau tiède ; laissez digérer toute la nuit, et le lendemain faites bouillir le tout et réduire à six verres que l'on prendra dans l'espace de deux jours, un verre matin, midi et soir. On les prendra chauds, surtout le verre du soir que l'on boira en se couchant.

On continuera cette tisane pendant six semaines ou deux mois ou même plus long-temps. Au lieu de jeter le marc, on pourra encore le faire rebouillir sur huit verres d'eau jusqu'à six, que l'on prendra dans les intervalles comme tisane ordinaire.

Usage. On l'emploie surtout contre les anciennes syphilis incomplétement ou mal guéries, ou qui ont résisté au traitement mercuriel ; ou conjointement avec les préparations hydrargyriques, lorsque l'affection syphilitique paraît fort opiniâtre, profonde, constitutionnelle, invétérée, etc.

EAUX GAZEUSES FROIDES, EAU DE SELTZ ARTIFICIELLE DOMESTIQUE.

18. Pr. Bicarbonate de soude. 8 gram. (2 gros).
Acide tartarique. . . 8 gram. (2 gros).

Mêlez ces substances sans les mettre en poudre, et mettez-les fondre dans un litre d'eau de fontaine. On bouche très-promptement le vase que l'on ficèle avec soin et on le tient renversé pendant environ une heure.

Usage. On prend cette eau gazeuse froide, à la dose d'un à plusieurs verres par jour, comme boisson rafraîchissante dans les cas d'irritation légère des voies digestives; à plus haute dose dans un grand nombre de maladies chroniques et surtout celles qui dépendent de l'atonie des organes digestifs; la dyspepsie, l'anorexie, l'hypochondrie, les engorgements du foie, de la rate et en général dans toutes les obstructions viscérales ou *infarctus* abdominaux. On pourra même prendre cette eau en guise de boisson dans les repas, pure ou coupée avec du vin.

L'eau de Vichy est aussi gazeuse, mais beaucoup moins que l'eau de Seltz; elle est plus tonique, parce qu'elle est un peu ferrugineuse, et elle convient par conséquent davantage dans les cas de débilités gastriques ou de faiblesses digestives, et surtout dans cet état chronique qui paraît le prodrome ou le premier degré du squirrhe du pylore, etc.

ONGUENT SÉDATIF CONTRE LES DOULEURS HÉMORRHOÏDALES.

19. Pr. Onguent populéum. . 30 gram. (1 once).
Extrait de belladone. . 4 gram. (1 gros).
Extr. aqueux thébaïque. 60 cent. (12 grains).

Mêlez exactement et aromatisez avec quelques gouttes d'huile de thym.

POMMADE DITE ANTI-SQUIRRHEUSE.

20. Pr. Iodure de plomb. . . . 6 gram. (1 gros 1/2).

Extrait de ciguë. . . . 4 gram. (1 gros).
Extrait de belladone. 4 gram. (1 gros).
Axonge. . . . . . . 30 gram. (1 once).

Mêlez très-exactement pour une pommade que vous aromatisez avec quelques gouttes d'huile de thym.

Mode d'administration. Matin et soir on frictionnera la partie malade avec gros comme une petite noisette de cet onguent. Chaque friction se fera pendant cinq à six minutes ou jusqu'à parfaite absorption. On y ajoute de temps en temps un peu de salive pour mieux faire pénétrer l'onguent dans la peau.

Usage. Contre les engorgements ou tumeurs squirrhoïdes ou réputées squirrheuses. On commence, s'il est nécessaire, par les anti-phlogistiques et les calmants ordinaires. Cette pommade sans doute peut être utile dans le traitement de quelques tumeurs douleureuses et d'apparence squirrheuse; mais comme on le pense bien, elle ne peut certes pas être proposée comme un spécifique contre le vrai squirrhe.

INJECTION ASTRINGENTE CONTRE LA BLENNORRHAGIE CHRONIQUE.

21. Pr. Eau pure. . . . . 500 gramm. (1 liv.).
Sulfate de zinc . . . 2 gramm. (1/2 gros).

Dissolvez pour injection urétrale à faire plusieurs fois par jour.

SOLUTION CONTRE LE PRURIT DE LA VULVE.

22. Pr. Deuto-chlorure de mercure (sublimé corr.). 4 gram. (1 gros).
Eau distillée . . . . 150 gram. (5 onces).
Alcool quantité suffisante pour dissoudre le sublimé.

Faites une solution exacte.

Mode d'administration. On délayera une cuillerée à bouche de cette liqueur dans cinq cents grammes ou un demi-litre (une livre) d'eau de fontaine chaude. On pourra au besoin en mettre deux cuillerées dans un demi-litre d'eau, si la première solution ne paraît pas assez efficace. Dans quelques cas même on pourrait aller jusqu'à trois cuillerées. Après avoir bien fait le mélange indiqué, on s'en lavera plusieurs fois dans la journée.

Usage. Indépendamment de son emploi spécial contre le prurit vulvaire, cette solution est encore très-efficace contre une foule d'affections cutanées chroniques, qu'elles reconnaissent ou non une cause syphilitique. Cette liqueur n'est qu'une modification ou une imitation de celle de M. le professeur Trousseau.

SOLUTION AMMONIACALE FONDANTE.

23. P. Sel ammoniac . . . . 60 gram. (2 onces).
Eau-de-vie camphrée . 60 gram. (2 onces).

Faites fondre dans un litre (deux livres) d'eau de fontaine.

Mode d'administration. On appliquera sur la partie malade une compresse épaisse imbibée de cette eau, que l'on maintiendra nuit et jour au moyen d'une forte compression. On rafraîchira la compresse matin et soir.

Usage. Contre certaines loupes ou autres tumeurs que l'on ne juge pas absolument irrésolubles, et particulièrement contre les tumeurs ou loupes du genou qui ont résisté à l'action des emplâtres fondants. Ceux-ci, comme par exemple celui de diachylon gommé, long-temps continués et renouvelés tous les dix à douze jours, suffisent souvent pour faire dissiper les tumeurs ou les loupes *aqueuses* du genou.

POMMADE DE GOUDRON CONTRE LE PRURIGO.

24. Pr. Axonge . . . . 30 grammes (1 once).
Goudron . . . 15 grammes (1/2 once).

Mêlez exactement.

Mode d'administration. On s'en graissera matin et soir. On fera en sorte que l'onguent dure quatre jours.

Usage. Cette pommade est regardée comme une espèce de spécifique contre le *prurigo* opiniâtre et invétéré. Elle réussit aussi parfaitement dans les gales invétérées (de Saint-Louis).

POMMADE DE GOUDRON MITIGÉE ET LÉGÈREMENT CAMPHRÉE QUI CONVIENT DANS LES CAS DE PRURIGO ORDINAIRE.

25. Pr. Axonge . . . . . 30 grammes (1 once).
Goudron . . . . 8 grammes (2 gros).
Camphre . . . . 2 grammes (1/2 gros).

Mêlez exactement.

Le reste comme à la formule précédente (de Saint-Louis).

LAVEMENT CONTRE LES ASCARIDES.

26. Pr. Rue, une pincée.
Tanaisie, une pincée.
Absinthe, une pincée.

Faites bouillir dans un verre et demi d'eau jusqu'à un verre; passez et ajoutez, au moyen d'un jaune d'œuf, quatre grammes (un gros) d'assa-fœtida. (Pour les enfants, on peut réduire tout à la moitié.)

Nous nous abstiendrons d'ajouter à ces formules plusieurs autres généralement connues et consignées dans tous les formulaires.

MÉTHODE

OU ÉCHELLE POSOLOGIQUE DÉCIMALE.

Il est souvent assez difficile de connaître exactement, sans quelque calcul et à la seule vue d'une formule, les doses prises chaque jour de toutes les substances prescrites. Un grand nombre de médecins se contentent de dire dans leurs ordonnances : Faites des pilules de trois ou de quatre grains ; d'autres déterminent un nombre de pilules qui ne répond pas aux quantités des ingrédients de la formule. Dans les deux cas, il n'est pas facile de savoir *à priori* et au simple aspect de la formule combien le malade prendra par jour de chaque ingrédient prescrit. Il faut pour cela un certain calcul, ou l'on donne au hasard ce qui doit être pris avec exactitude et à dose rigoureuse. Ce sont des inconvénients plus ou moins graves qu'on évitera en se réglant sur la méthode suivante :

Pour connaître exactement la quantité des substances prises chaque jour, vous n'avez uniquement qu'à formuler par grammes et vous rappeler que le malade prendra chaque jour autant de fois cinq centigrammes ou autant de grains que vous prescrirez de grammes dans votre formule, pourvu que vous fassiez faire cent vingt pilules et que le malade en prenne six par jour. Ainsi, supposé que je veuille donner, par exemple, quinze grains de quinquina par jour, je mettrai quinze grammes dans ma formule; si je veux y ajouter dix grains de rhubarbe par jour, je mettrai dix grammes dans la même formule; si je me décide à rendre la poudre plus laxative, en y ajoutant, par exemple, cinq grains d'aloès par jour, j'ajouterai encore cinq grammes d'aloès à la formule; si enfin, dans la crainte que la poudre ne devienne trop laxative ou ne détermine des coliques, je veux que le malade prenne un grain d'opium chaque jour, j'ajouterai à la formule un gramme d'extrait aqueux thébaïque avec quantité suffisante d'extrait amer pour une masse pilulaire à diviser en cent vingt pilules et à prendre à la dose de six en vingt-quatre heures et en trois fois. Il y en aura pour vingt jours, et un jour ou deux de plus si l'on commence par une dose un peu moindre pour aller par gradation; mais il ne faut jamais dépasser le nombre de six pilules par jour.

Si vous voulez augmenter la quantité des ingrédients, il faut, à la prochaine confection, augmenter le nombre des grammes, et jamais celui des pilules. Si, au lieu de pilules, vous donnez des poudres, vous ferez partager votre poudre en vingt paquets égaux, à prendre un paquet par jour en trois fois. Si enfin vous ne voulez des remèdes, soit pilules, soit bols ou poudres que pour dix au lieu de vingt jours, vous mettrez la quantité des grammes à la moitié, le nombre des pilules à soixante et celui des poudres à dix. Alors le gramme représentera deux grains au lieu d'un.

D'après cela, on voit qu'il est très-facile de dire à la simple vue d'une formule et sans aucun effort de calcul combien le malade prend par jour de chaque ingrédient prescrit. Si, par exemple, l'ordonnance porte :

— 15 gram., il prendra 15 grains (75 centigram.) par jour.
— 10 gram. id. 10 grains (50 id.) id.
— 5 gram. id. 5 grains (25 id.) id.
— 1 gram. id. 1 grain (5 id.) id.

Cette échelle posologique est fondée sur le système ou l'échelle monétaire. Le franc, unité monétaire, représente l'unité pondérique ou le gramme; les centimes répondent aux centigrammes, et les sous aux grains. Le franc se compose de vingt sous comme le gramme de vingt grains; cinq centimes font un sou comme cinq centigrammes font un grain. D'après cela, nous excluons les décigrammes comme inutiles; de même que l'usage a depuis long-temps exclu les décimes. Nous n'admettons que le gramme et le centigramme comme le franc et le centime; et par cela seul que l'on connaît parfaitement le rapport des centimes aux anciens sous, on connaît tout aussi bien celui des centigrammes aux grains. Ainsi, quarante centigrammes font huit grains comme quarante centimes font huit sous; soixante centigrammes font douze grains comme soixante centimes font douze sous, et ainsi du reste.

APPENDICE

OU

QUELQUES PRINCIPES GÉNÉRAUX

SUR LA MANIÈRE DE TRAITER LES MALADIES DES RELIGIEUX ET DES RELIGIEUSES A STRICTE ET ÉTROITE OBSERVANCE;

C'est-à-dire ceux qui se distinguent par la sévérité de leur règle et l'austérité de leur régime alimentaire : telles sont particulièrement les maisons de la Congrégation de la Trappe, celle de l'ordre des Chartreux, et, proportion gardée, toutes les communautés religieuses soumises au régime maigre et à des jeûnes plus ou moins fréquents. — Raisons physiques, philosophiques et morales de la santé et de la longévité des personnes qui vivent dans l'état cénobitique.

Notre travail était déjà livré à l'impression quand la pensée nous est venue de faire à la hâte ce petit appendice provisoire.

Nous avons cru qu'il ne serait pas inutile aux médecins qui sont appelés à soigner des religieux ou des religieuses, surtout de l'ordre de la Trappe, dont les maisons sont aujourd'hui déjà assez nombreuses, et dont l'influence morale et religieuse avec les bienfaits des progrès agricoles se font tous les jours sentir et apprécier de plus en plus dans les points les plus importants de la France.

15

Il y a plus, nous sommes persuadé que les supérieurs monastiques eux-mêmes pourront y puiser des lumières ou des données hygiéniques propres à les diriger dans la conduite qu'ils ont à tenir à l'égard de leurs religieux malades, et à rendre par là leurs soins et plus éclairés et plus intelligents. *Beatus qui intelligit super egenum et pauperem* (Ps. 40).

Nous ne pouvons le dissimuler, ces sortes de personnes sont tous les jours exposées, entre les mains des médecins du monde, à subir des traitements très-souvent peu en harmonie avec leur genre de vie débilitant, leurs antécédents dépressifs et particulièrement leur état de faiblesse ou d'épuisement actuel.

Si le colosse du physiologisme est déjà depuis long-temps renversé à Paris, il demeure encore debout dans nos bonnes provinces où il semble que la capitale rejette et refoule constamment ce dont elle ne veut plus. On peut dire que presque en tout point, en frivolités, en goûts, en modes, en mœurs, voire même en médecine, les provinces reçoivent le mouvement et l'impulsion de Paris, c'est-à-dire qu'elles en sont ordinairement les fidèles échos et qu'elles en subissent quelquefois la capricieuse loi, pour ne pas dire l'onéreux joug. Le système de l'irritation universelle est donc fatalement dévolu aux départements et y exerce encore, en certains endroits, son despotique empire. Il est donc important de chercher à en préserver particulièrement les communautés religieuses.

Une expérience de près de vingt-cinq ans de pratique de la médecine dans les maisons de la Trappe, chez les hommes comme chez les femmes, nous a appris qu'il faut traiter les uns et les autres d'une manière spéciale, et, quant au fond, tout en dehors des méthodes usitées dans le monde. Nous allons donc en exposer brièvement les principes généraux.

Maladies aiguës. — En général, dans les fièvres et les phlegmasies aiguës, il faut être prudent et réservé dans l'emploi des anti-phlogistiques, et ne recourir aux médications débilitantes et notamment aux saignées, que dans les cas graves, et lorsque le tempérament et l'état actuel des forces le permettent évidemment ou indubitablement. Dans les pneumonies ou les fluxions de poitrine, où la résistance vitale est généralement faible, il est très-rare qu'il faille saigner plus de deux fois; souvent même une seule saignée pourra suffire, et quelquefois même on peut s'en dispenser absolument. Dans tous les cas, et dès le principe ou du moins après la première saignée, on administrera la potion stibiée formulée à la page 240. On pourra l'alterner avec une potion gommeuse fortement kermétisée. — Des vésicatoires doivent aussi être appliqués dès les premiers jours et immédiatement après la saignée générale ou locale.

Quant aux fièvres aiguës continues sans localisation évidente, il faut être encore plus réservé sur l'emploi des émissions sanguines; ou plutôt il faut en général y renoncer absolument et s'en tenir uniquement à la diète et à l'usage des boissons rafraîchissantes et féculentes, et de quelques fruits et gelées appropriés aux goûts et aux besoins des malades. Quelquefois on donne avec avantage des bouillons de viande légers, ou ce qu'on appelle des *laits de poule*. Il est même certaines fièvres continues, simples et bénignes, où nous permettons des aliments plus substantiels encore, comme quelques potages légers ou un œuf ou deux, mais seulement dans le cas où l'appétit subsiste. Une diète sévère serait ici évidemment nuisible, comme l'expérience nous l'a prouvé. En un mot, la diète, tout égal d'ailleurs, doit être généralement bien moins sévère que chez les malades du monde, et par conséquent les médications anti-phlogistiques doivent l'être également.

Maladies chroniques. — Les plus fréquentes sont les faiblesses et les atonies de l'estomac (voyez gastro-atonie, p. 136). On les combat par les toniques doux, et surtout par le vin, le régime animal ou le gras, et le séjour plus ou moins prolongé à l'infirmerie. Nous proscrivons presque absolument toutes les boissons aqueuses ou les tisanes, qui le plus souvent ne sont propres qu'à débiliter les organes digestifs. Dans les cas où nous donnons des toniques liquides, nous préférons constamment les vins médicinaux amers, comme celui d'absinthe, d'aunée, et quelquefois de quinquina dans les cas graves.

Les douleurs gastralgiques et gastro-diniques sont aussi assez communes; mais on les dissipe facilement à l'aide de nos pilules calmantes (voy. la p. 59). Les vraies gastrites chroniques, au contraire, sont extrêmement rares; et quant aux gastrites aiguës, nous n'en n'avons point encore rencontré chez les religieux et les religieuses de la Trappe. Nous combattons également les gastrites chroniques par nos pilules opiacées, ou plutôt par la potion indiquée à la page 103. Bref, nos pilules calmantes conviennent éminemment dans presque tous les cas où il y a douleur d'estomac, ou colique, ou dévoiement, et surtout lorsque tous ces accidents se trouvent réunis. Ces médications adoucissantes et sédatives doivent dans tous ces cas être seules employées, à l'exclusion de toutes autres, et surtout des purgatifs et des vomitifs, auxquels nous n'avons d'ailleurs que très-rarement recours, et seulement dans les cas où il existe évidemment un besoin réel d'évacuer soit par les voies supérieures, soit par les inférieures. Dans ces derniers cas nous nous bornons aux boissons salines, ou à deux ou trois grammes au plus de poudre de jalap. En général nous n'émétisons ni ne purgeons jamais si l'appétit subsiste, quels que soient d'ailleurs l'état de la langue et le nombre et la qualité des symptômes d'embarras gastrique ou intestinal : le jeûne seul, d'ailleurs, comme on sait, rend la langue sale et muqueuse. Ainsi, en résumé, employez les sédatifs (les pilules calmantes ou la potion) toutes les fois qu'il existe quelque douleur abdominale gastrique ou intestinale, avec ou sans flux diarrhéique ou dysentérique, pourvu toutefois que cette douleur ne soit pas l'effet d'une péritonite, d'une gastrite ou d'une entérite aiguës. Dans tous les cas abstenez-vous sévèrement de tout vomitif et de tout purgatif drastiques, qui ne sont propres qu'à irriter ou à ruiner totalement les organes digestifs, et à causer, sinon des accidents promptement funestes, du moins un délabrement considérable et ordinairement plus ou moins incurable du système digestif On a eu malheureusement trop souvent occasion de constater ces perturbations ou ces désordres phlegmasiques ou organiques chez les malades qui ont employé ce qu'on appelle le remède de Leroi, lequel, comme on sait, est éminemment irritant et âcre, et à ce titre détermine presque toujours de vives irritations ou des phlegmasies abdominales interminables.

Si quelquefois cependant ce purgatif drastique, encore usité dans quelques communautés religieuses, paraît produire quelque soulagement éphémère, vous pouvez être sûr que cette médication irrationnelle, aveugle, routinière, et en dehors de tout principe de thérapeutique, sacrifie constamment l'avenir au présent, et le plus souvent au grand préjudice des malades. Les mêmes réflexions s'appliquent à la saignée générale, à laquelle il faut très-rarement avoir recours dans le traitement des maladies chroniques. Le plus souvent on pourra la remplacer par l'application de quelques sangsues à l'anus, et quelquefois aux jugulaires ou derrière les oreilles, suivant les cas et les circonstances. Nous croyons devoir insister sur ce point, parce que généralement dans les communautés on est très porté à abuser des purgatifs et de la saignée : les temps des *minutions* sont passés.

Maintenant, si, après avoir détruit l'élément douleur par les calmants appropriés, il subsiste un défaut total d'appétit avec une lenteur et une torpeur digestive marquée (gastro-atonie), on pourra employer les pilules toniques formulées à la page 141, auxquelles on joindra quelquefois une alimentation substantielle ou le régime gras; souvent même le changement de nourriture, c'est-à-dire le régime animal tout seul, suffit pour ramener les fonctions digestives à leur état primitif et normal. Et, soit dit ici en passant, le meilleur moyen pour prévenir les infirmités, les langueurs, les faiblesses cachectiques des religieux et surtout des religieuses, c'est de leur accorder en temps opportun quelques soulagements alimentaires avec le repos convenable.

De plus, il ne faut jamais perdre de vue l'état de la poitrine, particulièrement chez les jeunes sujets ou ceux qui supportent toute la fatigue du chœur, et il faut veiller spécialement sur l'état des fonctions digestives chez tous. Disons la vérité tout entière : presque toute la médecine monastique, ou du moins celle des religieux trappistes, consiste dans l'application d'un bon système hygiénique sagement coordonné avec les devoirs de chacun, et adapté aux besoins physiques et moraux de tous.

Si cependant il surgit quelque accident morbide, comme quelque accès de fièvre intermittente ou rémittente, arrêtez ou atténuez-le le plus tôt possible, sans perdre le temps à émétiser ou à purger, à moins qu'il n'y ait pour cela quelque raison particulière, comme une constitution médicale, ou une épidémie bilieuse, ou quelque autre raison individuelle ou constitutionnelle. Plusieurs accès de fièvre ne laissent pas d'affaiblir toujours plus ou moins, et sont certes constamment sans objet.

Combattez aussi dès le principe les toux sèches qui, au premier aspect, paraissent nerveuses, mais qui, au fond, ne sont que le résultat de la pratique des austérités et surtout de la fatigue du chant. Celui-ci, en effet, lorsqu'il est immodéré, est peut-être la cause la plus active de la phthisie accidentelle que l'on observe chez les jeunes religieux, et particulièrement chez les religieuses de dix-huit à trente ans. On rencontre de plus chez ces dernières de l'oppression, des douleurs de poitrine, suivies bientôt de la suppression du flux menstruel, qui amène à sa suite l'inappétence, la faiblesse digestive, la pâleur, la langueur, la mollesse et la flaccidité des chairs, en un mot un état qui se rapproche plus ou moins de la véritable chlorose.

Dans le principe, on peut combattre la toux sèche par les pilules de belladone (voyez page 52) unies quelquefois à la gelée de lichen, etc. ; mais certes on l'attaquera plus efficacement par les moyens négatifs et hygiéniques, c'est-à-dire par la cessation des causes et par tous les soulagements convenables et appropriés au tempérament des personnes et à la nature de leurs maux.

Quant aux femmes, dont presque toutes les maladies partent des systèmes digestif, nerveux et utérin, il faut les traiter par les toniques et les emménagogues doux, associés le plus souvent à quelque léger sédatif, sans chercher à remédier directement à la suppression menstruelle par les saignées générales ou locales, à moins qu'il n'y ait évidemment pléthore générale ou locale ou quelque localisation phlegmasique. Cependant, dans les cas de suppression ou de diminution notable du flux menstruel sans état chlorotique ou atonique, nous conseillons assez souvent l'application de deux ou trois sangsues à l'anus ou à la partie supérieure et interne des cuisses, bien moins dans le but d'évacuer que d'irriter, de congestionner et de préparer de loin la pléthore utérine ou la fluxion menstruelle. Ces applications se font à l'époque cataméniale ou immédiatement après, s'il n'y a pas une suppression totale. Dans les cas ordinaires on administrera avec avantage les pilules toniques formulées à la page 141 avec une ou deux pilules calmantes par jour, s'il existe en même temps un peu de sensibilité gastrique, intestinale ou utérine ; de plus, on recommandera spécialement l'exercice, la marche, le mouvement extérieur, quelque distraction, en un mot toute l'expansion physique et morale compatible avec l'esprit de mortification et l'austérité de la règle.

Un point que nous croyons très-important pour aider à prévenir les suppressions menstruelles, les toux sèches, et les irritations de poitrine ou le commencement de la phthisie accidentelle, c'est de défendre sévèrement aux religieuses de se coucher le soir les pieds froids. Assez souvent il arrive que quelques-unes se lèvent à l'heure du réveil avec les pieds encore glacés et sans avoir pu se livrer au sommeil à cause du froid. C'est un inconvénient grave et fréquent que l'on ne doit jamais tolérer. Celles actuellement réglées doivent aussi toujours être dispensées de faire la lessive, au moins à l'eau froide. Il est inutile de dire ici que l'enflure des pieds et des jambes des novices dans les deux sexes, n'est ordinairement qu'un accident peu grave et passager. Pour y remédier, il suffit de mettre pendant quelques temps hors du chœur ces sortes de malades.

Enfin, nous le répétons, le grand principe de toute la médecine monastique est de prévenir les maladies ou d'en enrayer le développement et la marche, au moins autant qu'il est humainement et médicalement possible. Cherchez donc avant tout à étouffer ces enfants naissants dans leur berceau, *Principiis obsta*, etc., et vous n'en verrez presque jamais grandir chez les religieux, surtout si vous employez fort peu de médicaments avec beaucoup d'hygiène. Nous croyons que c'est en grande partie à cette médecine prophylactique qu'il faut attribuer et le petit nombre des malades et la faible mortalité que l'on observe à la grande Trappe (Orne). Car il est certain, évident et statistiquement patent qu'on y est moins malade et qu'on y meurt sensiblement moins que dans le monde et même dans les autres maisons du même ordre. Il faut le dire ici, il faut le proclamer tout haut, afin que l'entendent et le comprennent et la politique, et la philosophie et la médecine. Il est un fait, un résultat d'observation qui nous paraît singulièrement remarquable: c'est que le régime de la Trappe, que l'on croit généralement et faussement très-propre à abréger la durée de la vie humaine et à détruire les santés les plus robustes, est au contraire un vrai moyen de santé et de longévité (1), et un préservatif assuré contre les maux les plus terribles qui affligent l'humanité. On ne voit point chez les religieux trappistes cette nombreuse tribu de fièvres et de maladies redoutables qui sont le triste apanage des gens du monde adonnés à la bonne chère, et tout plongés dans les jouissances matérielles. Ces graves maladies, ce sont l'apoplexie, les anévrismes du cœur, l'hydropisie, la goutte, la gravelle, la pierre, le cancer, le scorbut, etc., eh bien! nous pouvons assurer que depuis près de vingt-cinq ans nous n'avons pas rencontré un seul cas de ces diverses maladies chez les religieux de la Trappe, pas même, chose qui pourra paraître incroyable en présence de nos idées préconçues ou de nos préjugés, pas même, disons-nous, un seul fait de scorbut, bien que nous l'ayons assez souvent observé sur les personnes du monde.

Il faut ajouter à cela que le terrible choléra de 1832 n'a envahi aucune des maisons de la Trappe. Ce fléau a fait de grands ravages dans les environs de la grande Trappe, à l'Aigle et à Mortagne, mais il n'a pas franchi la clôture du monastère. De plus, une épidémie meurtrière d'angine couenneuse (diphtérite) a depuis quinze ans porté plusieurs

(1) Des deux derniers abbés de l'ordre de la Trappe morts depuis moins de deux ans, l'un, l'abbé de Melleray, était âgé de 75 ans, et l'autre, abbé d'Aiguebelle, était âgé de 96 ans.

fois la désolation dans la commune même où est située la Trappe (Soligny). Ce mal encore est venu expirer au pied du mur de l'abbaye où il n'a jamais pénétré. Il semble qu'on eût dit à ces fléaux : Vous irez jusque-là et point au delà. D'où provient ce résultat important et d'une immense portée, considéré au point de vue philosophique ? Essayons d'en découvrir le principe.

Que voit-on le plus souvent dans le monde ? de l'agitation, du trouble, un conflit de passions turbulentes, haineuses, ambitieuses, violentes, frénétiques, qui bouleversent toute la machine humaine et trop souvent en détruisent la vie dans son principe. Combien ne voit-on pas dans le monde ces explosions de fureur *crever* (c'est à la lettre) le cœur par les anévrismes, ou briser les cervelles humaines par de foudroyantes apoplexies !

Considérez d'un autre côté, chez les amateurs de bonne chère et les gastrolâtres modernes, ces immenses perturbations physiques ; portez vos regards attristés sur ces corps obèses, blasés et bouffis, dont les organes digestifs sont brûlés et corrodés par d'incessantes ingurgitations de viandes et de boissons les plus irritantes, les plus incendiaires et les plus propres à produire tous les maux les plus graves et les plus incurables. Est-il possible que l'organisation humaine la plus forte et la plus robuste résiste long-temps à l'impression délétère et toxique de tous ces principes de disso-

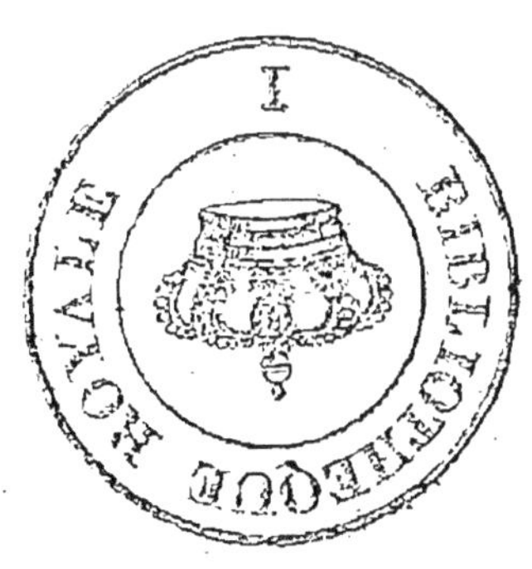

TABLE

DES MATIÈRES.

PREMIÈRE PARTIE.

—

NÉVROSES OU NÉVROPATHIES.

DEUXIÈME PARTIE.

PHLEGMASIES.

TROISIÈME PARTIE.

ASTHÉNIES.

TABLE ALPHABÉTIQUE

DES

PRINCIPALES FORMULES CONTENUES DANS CE LIVRE.

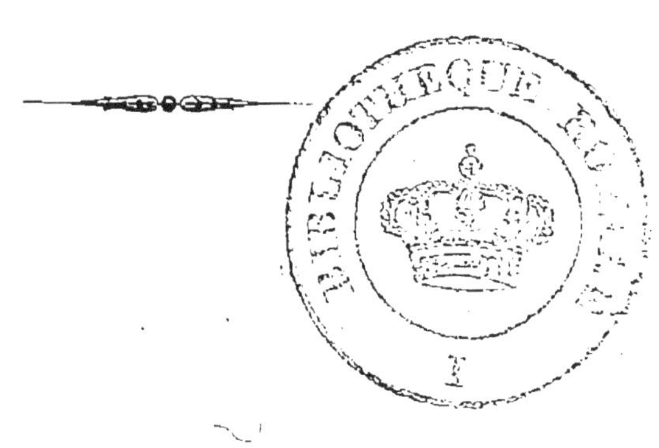
BIBLIOTHÈQUE

ERRATA.

FAUTES NOTABLES A CORRIGER.

Page 36, ligne 18, depuis; lisez *d'après*.
— 57, — 12, distinguer; lisez *désigner*.
— 59, — à la note, adapté avec diverses; lisez *aux diverses*.
— 68, — 5 et 12, conjonctive; lisez *conjonctivite*.
— 78, — 2, raisonnable; lisez *rationnelle*.
— 82, — 8, sonorité; lisez *sonoréité*.
— 85, — 10, révèlent; lisez *revêtent*.
— 110, à la note, 75 à 80 grains; lisez 15 *à* 18 *grains*.
— 128, — 5 de la note, démontrer; lisez *démontré*.
— 129, — 7, demi-gros; lisez *deux scrupules*.
— *Ibid.* — 11, douze; lisez *deux*.
— 149, — 23, gastrique; lisez *gastrite*.
— 157, — 18, paraissait; lisez *paraissant*.
— 181, — 23, oxydo-hydrargique; lisez *oxydo-hydrargyrique*.
— 195, 11, une; lisez *deux*.
— 240, 16, reçoit et dépense moins; lisez *reçoit peu et dépense moins*.
— 248, 15, anti-scorbutique; lisez *anti-scrofuleux*.

Nota. L'Auteur croit devoir déclarer ici, à la décharge de l'imprimeur, que des raisons graves l'ont obligé de confier à une main étrangère la correction des épreuves de son livre.

www.ingramcontent.com/pod-product-compliance
Ingram Content Group UK Ltd.
Pitfield, Milton Keynes, MK11 3LW, UK
UKHW020446200726
13857UKWH00002B/597